·现代著名老中医名著·重刊丛书

中国中医研究院西苑医院 编

第一辑

现代著名老中医名著重刊丛书

赵锡武

医疗经验

人民卫生出版社

图书在版编目（CIP）数据

赵锡武医疗经验/中国中医研究院西苑医院编. —北京：人民卫生出版社，2005.9
（现代著名老中医名著重刊丛书　第一辑）
ISBN 978-7-117-06971-7

Ⅰ.赵…　Ⅱ.中…　Ⅲ.中医学临床-经验-中国-现代　Ⅳ.R249.7

中国版本图书馆 CIP 数据核字（2005）第 079834 号

人卫智网	www.ipmph.com	医学教育、学术、考试、健康，购书智慧智能综合服务平台
人卫官网	www.pmph.com	人卫官方资讯发布平台

现代著名老中医名著重刊丛书

第 一 辑

赵锡武医疗经验

编　　者：中国中医研究院西苑医院
出版发行：人民卫生出版社（中继线 010-59780011）
地　　址：北京市朝阳区潘家园南里 19 号
邮　　编：100021
E - mail：pmph @ pmph.com
购书热线：010-59787592　010-59787584　010-65264830
印　　刷：三河市尚艺印装有限公司
经　　销：新华书店
开　　本：850×1168　1/32　　印张：4.125
字　　数：91 千字
版　　次：2005 年 10 月第 1 版　　2024 年 1 月第 1 版第 16 次印刷
标准书号：ISBN 978-7-117-06971-7
定　　价：10.00 元

出版说明

秦伯未、施今墨、蒲辅周等著名医家，既熟通旧学，又勤修新知；既提倡继承传统中医，又不排斥西医诊疗技术的应用，在中医学发展过程中起到了承前启后的作用。这批著作均成于他们的垂暮之年，有的甚至撰写于病榻之前，无论是亲自撰述，还是口传身授，或是其弟子整理，都集中反映了他们毕生所学和临床经验之精华，诸位名老中医不吝秘术、广求传播，所秉承的正是力求为民除瘼的一片赤诚之心。诸位先贤治学严谨，厚积薄发，所述医案，辨证明晰，治必效验，不仅具有很强的临床实用性，其中也不乏具有创造性的建树；医话著作则娓娓道来，深入浅出，是学习中医的难得佳作，为近世不可多得的传世之作。

由于原版书出版的时间已久，已很难见到，部分著作甚至已成为学习中医者的收藏珍品，为促进中医临床和中医学术水平的提高，我社决定将一批名医名著编为《现代著名老中医名著重刊丛书》分批出版，以飨读者。其中“第一辑”收录 13 种名著：

《中医临证备要》　　《施今墨临床经验集》
《蒲辅周医案》　　《蒲辅周医疗经验》
《岳美中论医集》　　《岳美中医案集》
《郭士魁临床经验选集——杂病证治》

《钱伯煊妇科医案》　　　　《朱小南妇科经验选》

《赵心波儿科临床经验选编》《赵锡武医疗经验》

《朱仁康临床经验集——皮肤外科》

《张赞臣临床经验选编》

这批名著原于20世纪60年代前后至80年代初在我社出版，自发行以来一直受到读者的广泛欢迎，其中多数品种的发行量都达到了数十万册，在中医界产生了很大的影响，对提高中医临床水平和中医事业的发展起到了极大的推动作用。

为使读者能够原汁原味地阅读名老中医原著，我们在重刊时采取尽可能保持原书原貌的原则，主要修改了原著中疏漏的少量印制错误，规范了文字用法和体例层次，在版式上则按照现在读者的阅读习惯予以编排。此外，为不影响原书内容的准确性，避免因换算造成的人为错误，部分旧制的药名、病名、医学术语、计量单位、现已淘汰的检测项目与方法等均未改动，保留了原貌。对于犀角、虎骨等现已禁止使用的药品，本次重刊也未予改动，希冀读者在临证时使用相应的代用品。

人民卫生出版社

2005年7月

前　言

中医研究院副院长赵锡武教授，现已 77 高龄。自幼刻苦钻研祖国医学，对古典医籍造诣较深，对现代医学虚心好学。行医 50 余年，在治疗上实事求是，在临床上有胆有识。

赵锡武教授在长期医疗实践中，逐渐形成习用重剂治大病的风格及抓主证、选用力专药品的治疗特点。本书反映了赵老医生在学术思想上的独特见解，并以大量实践说明其治疗效果。

《赵锡武医疗经验》，是以赵老医生的讲述原稿和有关临床资料为基础，由郭玉英、张问渠、安邦煜、陈可冀等医生整理编写的。其中有一部分初稿是曾跟随赵老工作过的于天星、李祥国、王占玺等医生提供的。

由于我们水平所限，领会老中医学术经验不够，难免会有缺点错误，希望批评指正。

目　录

辨证与辨病

有病始有证，辨证方能识病，识病后方可施治。辨证与辨病是二者不可分割之统一体，对于“随证治之”一语，要有深刻的认识，“辨证”二字最为重要。《伤寒论》中曰桂枝证、曰柴胡证，此中包括病位、病因。如：太阳病“服桂枝汤，或下之，仍头项强痛，翕翕发热，无汗，心下满，微痛，小便不利者，桂枝去桂加茯苓白术汤主之。”此仲景以治法示人辨证而非辨病。虽然《伤寒论》重在辨证，《金匮要略》重在辨病，但均非绝对的，故曰二者是不可分割之一体。

《伤寒论》六经标题亦曰“辨病脉证并治”，应予注意。何谓病？何谓证？有疾病而后有证状，病者，为本，为体；证者，为末，为象。病不变而证常变，病有定而证无定。故辨证不能离开病之本质。然昨年之湿温为阳证者，今年为阴证。昨日之痢疾发热者，今日为厥冷。午前无热者，午后则大热。夜不食者，翌晨食欲大进。如此同为病之证，千变万化不可名状。犹同是人而有男女老幼之别，同是马而有形色种类之殊，不可谓病不变而证亦不变。是故诊病易，诊证难。诊得其证复诊得其病，则药无不效，治无不验。此所以仲景特标出“病脉证治”四字。

四肢百骸、五脏六腑、一筋一骨皆有一定之“功能”，营生理的作用。故一脏一腑、一筋一骨有病，则其脏腑筋骨之机能发生变化而现一定不移之证状。故病在胃者现消化器证，在肺者现呼吸器证。而其病影响全身时则其病证亦自有一定之形征。初起之证曰主证，及于全身之证曰副症，两者统名曰定证（或固有证）。综观定证之形态即知为何种疾病，偏重于何方面，而推出用何种治法。

同为胃炎而或心窝疼痛，食欲增进。或无痛，食欲反不振，或呕吐，或下利，或便秘，或浮肿，或发热，或头痛有诸种之副证，由于副证之各异，则或用桂枝人参汤，或用柴胡汤，或用理中汤，或用承气汤，或用泻心汤，当选用其一。以求对治原证并治副证。故每一药方，必附记主证（自病者言之则为原证）副证（是继发证）。

例如人参汤之主证为心窝部痞硬，胸中痹（上腹部胸部冷感如有物潜居其间），而副证为呕吐、下利、喜唾口液、心窝急痛、小便不利等。故若有心窝痞硬、胸中痹主证之人，同时发现一副证或小便不利，或为喜唾口液，则以人参汤治之最宜。

洞观患者之原证与副证，对照而定药方，是谓方剂与病证两得其宜，即俗所说对证之药。若药不对证，使原证与副证相混，发现诸种不定证状，则成坏证，故坏证为坏变不定证状之谓。医者当病人发生坏证不能辨出病证之本质，即不能辨何者为主证，而不免影响治疗。

若当发汗者闭塞之，当固敛者宣泄之，当温者寒之，当清者温之，其治法全与病势相反者，是曰逆治。因逆治所生之症状曰逆证。逆证之变化最急剧，非急以适当之方剂治之，多不可救药。

坏证、逆证，俱为医者误治所得之证状。《伤寒论》中载有各种应变之法，即为此。凡因不当之药剂或摄生之失当，产生不定之小变证者，曰假证。

定证以正型出现者曰正证，以变型出现者曰奇证。例如人参汤之正证，为心下痞硬，小便不利，或心下急痛胸中痹，或心下痞，气结在胸；如现呕吐，头痛发热，全身痛，感寒恶饮水等，即为奇证。故医者诊病必精察阴阳表里虚实寒热等病势之如何。所论各证与应变之处置及其识别之大略，悉如前述。故能识主证者必能预治未发之副证，能断正证者，必能预防未发之奇证。能治奇证者，必能兼治未发之正证。

仲景之"平脉辨证"，即《内经》之治病必求其本。所谓本者，有万病之共本，有每病之个本。医者当求每病之个本及万病之共本，而随证治之，方称精切。而薛立斋、赵养葵等，专讲真水真火，乃论其共本。《伤寒》、《金匮》乃真能见病知源，故药之增损确切不移。学者当对于每证每方必须刻苦深思，一增一损务使合于规矩，方不至捕风捉影，扶墙摸壁。

治病所用方剂，有已经成熟者，有尚未成熟者。成熟者专病专方，未成熟者一病多方。故有"某方主之"、"可与某方"、"宜某方"之说。专病专方是经实践认识，再经实践证明，再实践、再认识，多次反复之结晶，而较一病多方更为可贵。

辨证论治是祖国医学之基础功夫，不能单独成为一个科目。《内经》谈辨证论治，仲景也谈辨证论治，历代名医无不重视辨证论治，自古迄今无不如是，医者临床舍此则无所措手。

辨证论治始见于《素问·至真要大论篇》，至仲景而发扬光大，使之具体化。《伤寒论·辨痉湿暍脉证》云："太阳病三日，已发汗，若吐，若下，若温针，仍不解者，此为坏病，桂枝不中与之也。观其脉证，知犯何逆，随证治之。”《伤寒论·辨少阳病脉证并治》云：“本太阳病不解，转入少阳者，胁下硬满，干呕不能食，往来寒热，尚未吐下，脉沉紧者，与小柴胡汤。若已吐、下、发汗、温针，谵语，柴胡汤证罢，此为坏病，知犯何逆，以法治之。”二条是后人辨证论治之所本。

自张景岳、程钟龄八证八纲之说出，而《内经》、仲景之辨证方法渐废，今人则有的更变本加厉，废病存证，废方存药。

有病始有证，而证必附于病，若舍病谈证，则皮之不存毛将焉附？病有伤寒、温病、杂病之不同。医者诊病时，当先辨其为内伤、为外感，为伤寒、为温病。如为伤寒，当再辨其为太阳、为阳明、为少阳或为三阴。如在太阳又当辨其为中风、为伤寒。然后决定何者用桂枝，何者用麻黄，何者用青龙。何者应汗，何者应下。何者当补，何者当清。如此是联若干证为一证，故一证有一证之专方，如真武证、承气证、白虎证、青龙证等等。而所谓某证某证是指症候群而言，亦即合若干证为一证，若头疼为一证，发热为一证，则何以知何者为麻黄汤之头痛，何者为桂枝汤之头痛，何者为葛根汤之头痛。何者为外感之发热，何者为杂病之发热，则胸中茫然。而病又系证之所组成，如脉浮发热恶寒者为伤寒，不恶寒而渴者则为温病，此重在辨病而非单纯辨证。

古人辨证以辨病之转变，邪之进退，正之盛衰，药之宜否以应变救逆。类如伤寒一日，太阳受之，若脉静者为不传。颇欲吐若躁烦，脉数急者为传。伤寒六七日，无大热其人躁烦者，此为阳去入阴。伤寒三日，三阳为尽，三阴当受邪，其人反能食而不呕，为三阴不受邪。太阳病下之后，其气上冲可与桂枝汤，方用前法。若不上冲者不可与之。伤寒阳脉涩、阴脉弦，法当腹中急痛者，先与小建中汤，不差者与小柴胡汤主之。霍乱篇下利后，当便硬，硬则能食者愈。又如《伤寒论》中服柴胡汤后感到口渴的，病症已属阳明也，以法治之。太阳篇太阳病脉当浮反沉者为由阳入阴。少阴病当无热，反发热为由阴转阳。

辨证论治的实质就是辨别清楚“病因体异”，然后“同病异治”、“异病同治”、“药随证变”。因同果不同即病不同。如湿邪致病有的见体肿，而有的显腹泻，也有出现小便不利。证状虽异而治法相同即称异病同治。

有的是因不同但病相同，而证不同就需同病异治。

病相同而病位不同也应同病异治。如同为肿病，但治法有所不同。如腰以上肿，当发其汗；腰以下肿当利小便。但有的因同，病位不同，证也不同，其治法也就不同了。如湿邪在胃则作呕，在脾则作泻。二阳合病必下利，为病在肠，葛根汤主之；如不下利而呕者为病在胃，用葛根加半夏汤主之。

至于异病同治的例子，以金匮肾气丸最易说明。《金匮要略》中用肾气丸者有五，一是中风后少腹不仁；一是治虚劳里急诸不足，少腹拘急，小便不利；三是治痰饮短气有微饮当从小便去者；四是治妇人烦热不得卧，但饮食如故之“转胞不得溺”者；五是饮一溲一之消渴病者。同为一种肾气丸，主治以上五种不同病证，即异病同治。

《伤寒论》侧重辨证以应变救逆，而《金匮要略》则重于辨病，专病专方。兹举例如下：

《金匮要略·百合狐惑阴阳毒病证治》云："百合病者，百脉一宗，悉致其病也。意欲食复不能食，常默然，欲卧不能卧，欲行不能行，饮食或有美时，或有不用闻食臭时，如寒无寒，如热无热，口苦小便赤，诸药不能治，得药则剧吐利，如有神灵者，身形如和，其脉微数……"。此病证多变幻，故曰诸药不能治，但主以百合剂，则诸证悉愈。除百合剂外，则诸药皆不能治。

又如"狐惑病之为病，状如伤寒，默默欲眠，目不得闭，卧起不安。蚀于喉为惑，蚀于阴为狐"。如只辨证而舍辨病，则无所依据。正如在《医宗金鉴》以为梅毒；唐容川以为水边短狐含沙射影；恽铁樵、陆渊雷则以为病后余毒，莫衷一是。在患者则蚀喉者喉科治，蚀肛者肛门科治，蚀阴者妇科治。但此病既非喉科、肛门科证，亦非妇科证。而《金匮》以甘草泻心汤一方，所以能兼治狐惑及胃溃疡两病者，以其皆为粘膜溃疡故也。此所谓异病同治。

又如疟疾先寒后热，烦渴头痛如破，然后大汗而解，发有定时。当病不发时，一无所苦，悉如常人，则无证可辨。如辨病论治，知其为疟疾，则先其时发汗即愈。

"气分，心下坚，大如盘，边如旋杯"，如舍病辨证则此病为阴、为阳、为寒、为热、为虚、为实，当温、当清、当补、当泻、当发汗、当攻里很难推敲。如辨病论治，知其为气分主以桂枝汤去芍药加麻黄附子细辛汤则愈。

有韩姓患者，发作性少腹痛，痛苦欲死。治经三省，历时数载，求医中外，均未奏效。余诊其证状，均与《金匮》所载寒疝病完全符合，遂予抵当乌头桂枝汤获愈。

近代所谓类风湿关节炎，多谓不治。但历年来我曾以桂枝芍药知母汤治愈多人。

现代所谓美尼尔氏综合征，古人名眩晕。以为水气所作，以苓桂术甘、小半夏加龙骨、牡蛎、橘皮、茯苓、泽泻汤加味每治皆效。

余如栝蒌薤白剂之治胸痹，柴胡龙骨牡蛎汤之治癫痫，千金苇茎汤之治支气管扩张之呼吸道感染，许叔微的麝香圆子之治坐骨神经痛，小建中汤之治胃下垂……均有一定疗效。

薛立斋、赵养葵、程钟龄等人专讲万病之共本，不讲每病之个本。《金匮》、《伤寒》既讲万病之共本，亦讲每病之个本，乃真能见病知源，随证施治。医者既要辨各病之个本，亦要辨万病之共本。二者相辅相成缺一不可。临床时须先辨每病之个体，再辨万病之共本。譬如风温与湿温，风与湿是每病之个体，温是二病之共本。伤寒与温病亦然。所谓辨证论治是先辨其为何病，再辨其寒、热、虚、实，然后施治。非头痛为一证，足痛又为一证。头痛医头，足痛医足。此外，又当注意其合并症。以上所引虽属专病专方，但人有老幼强弱，病有新久盛衰，而表现之证在每人亦有不同。如小柴胡汤条后之或胸中烦而不呕，或渴，或腹中痛，或胁下痞硬，或心下悸、小便不利，或不渴，身有微热，或咳，而有种种不同之证状。但许多证状虽不能同在一人之身出现，但柴胡证之主证不变，故曰但见一证便是，不必悉具。所谓一证是言主证。主证有三：一为寒热往来，二为口苦、咽干、目眩，三为胸胁苦满、干呕。而胸胁苦满为主证中之主要者。医者既要掌握原则性，又要有灵活性，方可谓辨证论治。

冠心病的病机和治疗

冠状动脉粥样硬化性心脏病是西医学中的一个病名。虽然在中医书籍中没有这个名词，但是根据它的临床表现如胸痛、胸闷、心悸、气短等症状，在最早的中医书籍《内经》中就有记载，例如：《素问·藏气法时论篇》："心病者，胸中痛，胁支满，胁下痛，膺背肩胛间痛，两臂内痛"，又如《灵枢·厥病》："真心痛，手足清至节，心痛甚，旦发夕死，夕发旦死"，类似心绞痛及心肌梗塞的记载，同一篇中描述"厥心痛"证状"痛如似锥针刺其心"。张仲景《金匮要略·胸痹心痛短气病脉证治》中除有"胸痹，不得卧"，"心痛彻背，背痛彻心"等一系列脉证描述外，在治疗方面也提出了比较系统的方药。在临床实践中运用这些方药治疗冠心病，也收到了一定的效果。故可以把胸痹心痛病看作是祖国医学对冠心病的描述。

对冠心病的认识

从中医理论来看，胸痹心痛病与心肺、血脉和胃皆有密切关系。人体营养之输入，废物之排出，如二便、汗液及呼吸，皆赖血液以运行。血液之运行，又赖心阳之鼓动，所以循环不息，故曰"心者，生之本……其充在血脉"。心为阳中之太阳，位于胸中，上焦阳虚，是说心阳虚微，心阳虚微就会影响到血液的正常运行，血运失常则血流阻塞，致使前胸猝然而痛，甚至浊阴不化造成心肌梗塞，所以说此病与心肺血脉和胃都有密切的关系。

《金匮要略·胸痹心痛短气病脉证治》开篇即云："夫脉当取太过不及，阳微阴弦，即胸痹而痛，所以然者，责其极虚也。今阳虚知在上焦，所以胸痹心痛者，以其阴弦故也。"

《金匮要略》此条最关重要，是胸痹心痛病之总纲，言简意晰，字少义深，当细细玩味。仲景只以阳微阴弦四字，即将全篇理论观点详尽概括，"所以然者"以下数句，说明了病之本质在于极虚，并指出上焦阳微之虚，能造成脉络阴弦之实，而阴弦之实，反能影响阳微之虚，不但是血不足为阳微之果，而血不足也为阴弦之因。对此一条如能深刻体会，即能对本病有整个的认识。

《金匮要略·呕吐哕下利病脉证治》："病人脉数，数为热，当消谷引食，而反吐者何也？师曰：以发其汗，令阳微膈气虚，脉乃数，数为客热，不能消谷，胃中虚冷故也。脉弦者虚也，胃气无余，朝食暮吐，变为胃反……"。同篇又说："寸口脉微而数，微则无气，无气则荣虚，荣虚则血不足，血不足则胸中冷"。膈气虚是心阳虚，亦即微则无气，胃中虚冷即胃阳微，发汗太过可令阳微，膈气虚以致胃气无余，不能消谷。营气、卫气、宗气三气之源来自中焦，谷不消则三气乏源，以致胸中无气，结论在血不足则胸中冷，胸中冷故曰阳虚，脉不通故曰阴弦。

《素问·痹论篇》指出："心痹者，脉不通"。盖脉不通则心虚，心虚则胸中冷，胸中冷则胃阳微。胃阳微则能影响消化吸收形成呕吐、哕、下利等胃肠疾患，而营、卫、宗气皆赖胃阳腐熟水谷以生成，如胃阳虚则营卫宗气生化之源不足，而胸中阳微，亦能影响心脏之血液循环，形成胸痹心痛，故曰微则无气，无气则营虚，营虚则血不足，血不足则胸冷，是故脉不通由于胸中冷，胸中冷由于血不足，血不足由于营虚，营虚由于无气，无气又由于胃阳微，胃阳微又由于血不足，层层相因，互为因果，又互相依赖，由于心需胃供给营养，胃需心供给血液，于是胃强心亦强，胃弱心亦弱。“无气”是“阳微”之互辞，“气”是指“宗气”，以营、卫、宗气皆出于胃，故责之胃阳微，从祖国医学的记载及临床中所见，都说明冠心病是胸中阳微，心血不足，血运失常，产生猝然而痛，从而可知冠心病是因虚致实的一种病，是本虚标实的病证。

心和血脉与胃的关系：胃主纳，主腐熟水谷。脾主运，为胃行其津液，二者相互配合，将水谷之精气灌注于人体五脏六腑、四肢百骸者，分为三隧，是为营、卫、宗气，而宗气积于胸中，营、卫行脉内外，脉为奇恒之府，而心舍脉，心主动，其动见于脉息，一息四动，谓之无过，而又关乎肺之呼吸。《素问·平人气象论篇》载有：“胃之大络，名曰虚里，贯鬲络肺，出于左乳下，其动应衣，脉宗气也”。左乳下，正是心尖搏动之处，而曰胃之大络，又曰宗气，所以心和胃有密切关系。从现代医学观点来看，心绞痛严重发作时，可伴有恶心、呕吐、上腹部饱胀等消化道症状，而饱食厚味，食滞不下，亦能促使心绞痛的发作，也说明中医认为心与胃的关系密切。心与胃及与其他脏腑之关系亦颇重要，这对于胸痹心痛的发病及治疗是有一定意义的。

关于诱发原因

祖国医学及西医学一向认为厚味饱餐，情志（精神情绪）、六淫等，都能引起本病的发作。

1. 厚味饱餐 《素问·经脉别论篇》有“食气入胃，浊气归心，淫精于脉”的记载。其意即是谷入于胃所化之气，精浊未分，已化之精气，淫溢于脉。而心舍脉。过食膏粱厚味，则浊气壅于胃之大络，血流不行，虚里阻塞，使心失其营，就会诱发本病而致疼痛。

2. 精神因素 《素问·生气通天论篇》中有:“阳气者，精则养神，柔则养筋”。《素问·痹论篇》有:“阴气者，静则神藏，躁则消亡”的记载。《灵枢·本神》有:“是故怵惕思虑者则伤神，神伤则恐惧流淫而不止。因悲哀动中者，竭绝而失生。喜乐者，神惮散而不藏。愁忧者，气闭塞而不行。盛怒者，迷惑而不治。恐惧者，神荡惮而不收”的记载，都说明人的精神情绪波动太过，可以伤脏，在临床当中我们也常常可以见到由于情绪的波动而诱发本病。

3. 气候的影响 《素问·举痛论篇》说:“经脉流行不止，环周不休，寒气入经而稽迟，泣而不行，客于脉外则血少，客于脉中则气不通，故卒然而痛。”又说“寒气客于脉外则脉寒，脉寒则缩踡，缩踡则脉绌急，绌急则外引小络，故卒然而痛”。由于本病系胸阳不足加之寒邪侵袭因而导致脉绌急而不通，不通则痛，这说明气候对本病是有影响的。但必须先本身正气虚，气候变化始能诱发本病。《灵枢·百病始生》说:“风雨寒热，不得虚邪，不能独伤人。卒然逢疾风暴雨而不病者，盖无虚故邪不能独伤人，此必因虚邪之风，与其身形，两虚相得，乃客其形”。从这一条可以想到，气候变化，所以能诱发本病，是由本病患者胸阳夙虚，这说明只有外因而无内因不能发病。

以上三条，只是本病诱发原因的一部分，是比较常见的。同一《内经》在痹论谓脉不通，而举痛论则谓气不通，二者是异名同类并不矛盾。

治疗

每种病与每种病有不同的个性，亦有相同的共性，故每种病有每种病不同的治法，各病有各病的主方，如《金匮要略》治咳逆上气，时时吐浊，但坐不得眠，用皂荚丸则愈，否则无效，误治且可致死。所以古人对于疾病的分类是很严格的，故同属咳嗽，而肺痿肺痈咳嗽上气之咳嗽，则与痰饮咳嗽分篇。由于治法不同，所以仲景列痰饮之饮，复列水气病之水；既列胸痹心痛，复列胸满瘀血。故知胸满瘀血，就是胸满瘀血，而非胸痹心痛，而胸痹心痛，亦非胸满瘀血；水气就是水气，而非痰饮。每病有每病一定的病因，一定的治法，确切不移，决不可模棱两可。盖证与病不同，证属共性，为诸病所共有，病属个性，为每病之专有，故病不变，而证常变，方不变，而加减变。例如小青龙与小柴胡汤方后，均有或然或否之加减，但原方不变。故既要有原则性，亦要有灵活性。冠心病的治疗，须认清本病与各脏腑之关系，尤其是与胃的关系，然后体会本病因虚致实之实质，以及因实致虚，最后为本虚标实的特性，治疗原则将用以补为主、以补为通、以通为补、通补兼施、行补法而不使其壅塞、施通法而不损其正气，初步归纳治冠心病六法如下：临床上可一法或数法结合使用。

一、宣阳通痹

《灵枢·五味篇》说："心病者，宜食麦羊肉杏薤"，《灵枢·五味论》又说："辛走气，多食之，令人洞心"，"辛入于胃，其气走于上焦，上焦者，受气而营诸阳者也。姜韭之气薰之，营卫之气，不时受之，久留心下，故洞心。"清·王朴庄《伤寒论注》曾说：栝蒌平人服之能使"心气内洞"。今取其药物副作用令其开痹通阳。喻嘉言说："胸痹者，阳不主事阴气在上之候也，仲景微则用薤白白酒以通其阳，甚则用附子干姜以消其阴，……世医不知胸痹为何病，……习用白豆蔻、广木香、诃子、三棱……等药，坐耗其胸中之阳者，亦相悬矣"。我们认为若对此一由阳虚而致胸痹的因虚致实之证，滥用或长时期单纯使用损阳耗阴之品，显然是药证不符。

在历代医家的启示下，我们通过实践，认识到：阳不宣可致血之痹，血之痹可令阳不宣，故通阳可以宣痹，宣痹亦可通阳，二法相互为用，故临床应以宣阳通痹为治胸痹心痛之主要方法。选方宜用栝蒌薤白半夏汤为妥。方中栝蒌开胸，可宣痹以通阳，薤白可通阳以宣痹。由于胸痹者多胃浊上逆，故用半夏和胃以降阴逆，降阴逆亦可间接地扶助心阳。若伴有失眠者可佐酸枣仁汤；若胸胁逆满，肢冷者用枳实薤白桂枝汤；若阳虚痛甚，心痛彻背，背痛彻心者，可在主方中加乌头赤石脂丸。若兼有脏躁及百合病者，加百合知母汤、百合地黄汤、半夏厚朴汤、甘麦大枣汤等。善感冒，体酸痛乏力者，主方加新加汤。

二、心胃同治

心胃关系密切已述于前，且"胃为水谷之海"，故人体之热产于胃，集于脉，附于血，借心阳之鼓荡，充沛于周身。所以脉以胃气为本，“有胃气则生，无胃气则死”。“半日不食则气少，一日不食则气衰，七日不食则死矣”。“胃寒则血薄，胃热则虫浊”。血薄则血衰阳微而卫外之功能减退。血浊则血之流通不畅，血中之代谢物质陈腐淤积，故心与胃相互依赖，相互影响，心胃同治一法在临床上应予重视。

胸痹胸中气塞短气，证偏实者宜橘枳姜汤加减，但若证见胸中气塞，动则气短心悸，病兼在肺而无胃肠症状者，则应改用茯苓杏仁甘草汤。胸痹心中痞气，气结在胸，胸满胁下逆抢心，证偏虚者宜人参汤加味。胸痹食后腹胀满，证虚者宜厚姜半甘参汤加减。下利呕吐者吴茱萸汤。

三、补气养血

气与血同出而异名，血为阴，气为阳，阳生于阴，阴生于阳，此即阴阳互根之意。无气则营虚，血不足则胸中冷。血者气之体，气者血之用，气为血之帅，血为气之母。补气即能养血，养血亦可益气。故补气养血不可分割，例如当归补血汤。

若证见胸痹之脉证，发热，不渴，脉虚，心脏病久正气衰弱者，宜增投当归补血汤加味。若见脉间歇，气短，脉数，心悸者，则宜于主方中加当归芍药散。若心悸脉数者，增用生脉散加枣仁、龙牡、当归等。若见脉结代，心动悸，增投炙甘草汤。

四、扶阳抑阴

阳盛则热，阴盛则寒，阳虚则寒，阴虚则热，盖阴消则阳长，阳消则阴长，故扶阳即是抑阴，而抑阴也是扶阳。胸痹由于心阳虚微，阳消则阴长，所以扶阳抑阴之法亦不可少。若胸痹时缓时急者用薏苡附子散，附子扶阳，薏苡缓急；若四肢厥逆、脉微、下利者增投四逆汤；若阳虚胃冷者增用附子汤；若心下满者增用理中汤；若寒甚者可加细辛、桂枝等。

五、活血行水

冠心病出现浮肿者，乃由于血运失常，壅塞瘀积，络脉充胀，体液渗出而致肿胀。中医古书有所谓之“去宛陈莝”法，在治这种病的场合应理解为疏导血液中之陈腐瘀积，使血流畅快而非攻法（虽然攻法有时能达到“去宛陈莝”的效果）。运用“去宛陈莝”结合“开鬼门”发汗、通上窍、“洁净府”泄膀胱以利下窍等方法，虽可退水消肿，但往往水退复发，肿消再作。究其原因，虽然血与水关系密切直接，但根本病原，其主要矛盾在于心阳虚（心功能不全），故运用“去宛陈莝”、“开鬼门”、“洁净府”只能治水肿之标，而助心阳方为治水肿之本。再说水盛则阳衰，阳盛则水衰。发汗虽去水，但也同时能散体温，而对阳不足者亦能损阳，故有大汗亡阳之说。人体之热产于胃，蓄于血，夺血者无汗，夺汗者无血，故阴虚过汗则亡津液。所以治冠心病水肿者，应以真武汤为主剂以助心阳，再辨证择治标方法中之一二，始能符合“治病必求其本”的理论，使水去而阳不伤。血瘀浮肿者加当归芍药散；若肺部瘀血或肝大充血者加参苏饮（人参、苏木）；若脉结代心动悸兼阳虚浮肿者，则应以栝蒌薤白半夏汤与真武汤化裁并加活血之品。

六、补肾养筋

心与肾相互为用，肾不能还精于心即显心功能虚衰，肾不能还精于肝则不能柔肝养筋，致筋膜憔悴，脉管渐硬，故补肾养筋法亦为治胸痹之一大法。若见两尺无力、脉迟、胸闷、心悸、头晕、耳鸣、腰酸、腿软、面黯虚烦、少寐或见高血压等证，宜投栝蒌薤白主方加杞菊地黄丸久服，便干者加草决明。若肾阳衰微者，见畏寒、肢冷、脉微等证，则宜加桂附八味丸，亦可加鹿角胶、巴戟、仙茅、淫羊藿、党参、麦冬等，或左归丸加味。若再见脉结代，心动悸（或见心房纤颤），则增炙甘草汤。便干用火麻仁，不得寐用酸枣仁。见头昏、脉弦、阴虚阳浮、血压高者，加天麻钩藤饮，或加杞菊地黄丸。

结语

1. 胸痹包括心痛，属现代医学冠心病范畴疾患。从中医角度看，系病在心而密切关联脾胃、肾、肝、肺等脏腑之全身性疾病。

2. 本病乃机体衰退之虚证。病因心阳虚，胃阳弱，肾阳亏，肝肾阴不足，肺气不宣，而非实证。不宜将某些标象作为病之实质。

3. 本病正气衰弱，脏腑已损，而非由外邪侵袭之实证。当辨病与辨证相结合，立法施治。

4. 胸痹之胸中寒，为阳虚而显之寒象，而非外寒所致。但外寒侵袭仅为成病之诱因，或发作心痛的因素之一，故非一般寒证之用温药可解，也非一般实证用行消之法可治。既见标证之实象，也应认清病本质为正气虚损。实践证明，对此类标实证宜使用宣阳通痹为主法，扶阳佐以活血行气之剂。若不以正虚阳衰为重点，误以标象为本质，投药即使当时取效，则日久难免耗阳损阴。

慢性肺源性心脏病的治疗

1962—1963 年治疗慢性肺心病 8 例，均取得了较好效果。8 例病人中，有 2 例为第二次入院。诊断方面皆符合下列三个要求：存在慢性弥漫性肺部疾患；X 线透视或摄片证实有右心室肥厚，且可除外因其他性质心脏病因素所引起的。入院时均有中至重度心衰表现，治疗上以中药为主，必要时加用对症治疗的西药，其中 2 例加用了洋地黄制剂，5 例加用了小量的利尿药，一般也用了适量的抗生素及氨茶碱、吸氧等措施。

中医四诊

望诊：8 例患者均精神萎靡，气短息促，半卧于床，甚则倚息不得卧，面色黯淡无华，眼泡壅肿，唇色青暗或紫暗，颈部青筋突出、肢端指甲微青或紫暗。舌质紫暗者 2 例，舌暗 4 例，近正常 2 例；苔薄白腻 5 例，灰苔 1 例。

闻诊：8 例皆可闻气息粗促，6 例频频作咳，2 例间歇咳嗽，2 例有喉间水鸡声，两肺可闻及弥漫性干湿性啰音。

问诊：问旧病均有慢性咳嗽咳痰多史，易罹外感。6 例咳嗽严重者均有痰多粘稠，患者均有轻重不同的气短、胸闷、心下痞满、腹胀不适，尿短不利，逐渐水肿。自觉心悸者 7 例，易出汗者 2 例。

切诊：8 例均有中至重度可陷性水肿，肢端发凉，3 例伴腹水，脉滑数 4 例，细数 4 例。

中医辨证论治

慢性肺源性心脏病属于祖国医学中痰饮、咳喘、水气等病范畴。其本心肾阳虚，其标痰饮停蓄，肺气壅塞。治疗原则分清主次，标本兼顾。当肺气壅塞，喘咳严重，痰多、恶寒、发热等证时，先宜小青龙汤散寒祛邪，有里热者加石膏。表证轻、心肾阳虚为主时，宜温阳宣肺利水，方用真武汤合越婢汤加减。若水肿甚者，可用通阳利水治法，方用消水圣愈汤（方见《时方妙用》即桂枝汤去芍药加麻黄、附子、细辛、知母）。若心肾阳虚兼心肺气阴不足，可用温阳化水、益气生津之法，方用真武汤合生脉散，再酌情加化痰利湿之品。水肿甚者，可加用利水之品，如车前子30克、白茅根30克，或加用活血药如苏木、桃仁、藕节，皆具有协助利尿之功能。一般采用上法后，尿利肿消，呼吸困难减轻，可以平卧，腹胀及心下痞满亦减，以致津液得通，肺气得降。若仅咳嗽咳痰、气短胸闷，乃心阳初衰（心衰尚不显著）而痰湿内阻，肺气不宣所致，治宜理肺和胃，方选温胆汤加杏仁、桔梗、川贝、苡仁、紫菀、生姜等药；久咳阴虚肺热者，则用清肺化痰、养阴之品，如竹茹、沙参、麦冬、黄芩、栝蒌等药，养心可选用浮小麦、远志、桂枝等；若喘，喉中水鸡声者用射干麻黄汤。

临床治疗情况

所治8例，心力衰竭症状皆获控制，无一例死亡。水肿消失，肝脏回缩，已未能触及，呼吸困难减轻，能平卧，心悸、气短、咳嗽、胸闷等症状亦减，心力衰竭多在2周内得到控制，仅2例分别为22和29天。

消肿方面：单用中药未加用西药者3例（其中1例伴腹水），水肿全消3例平均为7天。5例并用小量西药利尿药，其中伴腹水者2例（其中1例入院时神志昏迷，腹围100厘米以上），水肿消退天数2例为7天，1例为11天，1例为15天，另1例为34天，其中单独使用中药3例，服药后一般在第二天尿量增加达1000毫升，一般尿量为1500～1900毫升，有1例服药后第二天尿量增多至2900毫升，以后曾达4500毫升。

呼吸道症状及体征的改变：咳嗽咳痰、痰多不易咳出等症状，治疗1周后减轻，气喘气短、胸闷等症状在2周内减轻或消失，肺部干性啰音治疗后均消失，湿性啰音亦减轻，但肺底湿啰音不易消失。发绀情况：7例在入院时有明显发绀，其中5例于5～10日后消失，2例于22日后消失。

病案举例

邓某，女，48岁，已婚，河北人，家庭妇女。于1963年6月15日，因浮肿气短半年，一周来加重而入院。病者于1961年1月感冒后，开始咳嗽气短，下肢浮肿，经治疗好转，但常感心悸，近月来病情加重，动则心悸气短，下肢逐渐浮肿，心下痞满，咳吐白痰，尿少，既往有八年慢性咳嗽史。体征：脉弦细数，苔白，半卧位，呼吸较促，颜面微肿，唇色发绀，颈静脉怒张，左心界稍扩大，两肺满布细湿啰音，二尖瓣可闻及Ⅱ级吹风样收缩期杂音，肝右肋下可触及两指，剑突下四指，中等硬度，腹部移动性浊音阳性，下肢高度浮肿。X线胸部摄片：右心室段显示延长膨隆、两肺广泛性索状及斑片状模糊阴影，心电图为肺型P波。中医辨证：心肾阳虚，水饮内停，痰湿阻遏，肺气壅塞。治宜清宣肺金，降气化痰，温阳利湿之法，方用越婢合真武汤加减。

处方：生石膏12克　麻黄3克　甘草9克　云苓12克　白术9克　杭芍9克　附子6克　生姜9克　大枣（擘）5枚　车前子15克　白茅根30克　杏仁9克

上药服三剂后，尿量增加每日达1500～1900毫升，下肢浮肿明显减退。服五剂后，浮肿不显、肝大回缩，咳嗽减轻，于上方加入厚朴6克，陈皮6克，气喘亦减，仅有胸闷故上方去白茅根、车前子、厚朴，加苏子9克。再进五剂后，症状减轻，仍咳嗽未愈，乃肺气不宣所致，故改投宽胸理气清肺之法，方用厚朴麻黄汤加减。处方：

厚朴6克　麻黄3克　半夏9克　杏仁9克　甘草9克　沙参18克　小麦30克　茯苓9克　细辛3克　五味子6克　生姜4.5克

服上方后症状已大减，两肺底有少许湿啰音，病情稳定。

心肌炎的治疗

近年来此病并不少见。多见于热性传染病后期或病重阶段。通过实践得知心肌炎乃温病的并发症或继发症。当患有表证有表邪的温病时，或邪盛损体，或病后期余邪残留体内，由血循损犯心肌，后者残毒犯心者很常见。

中医理论指出:“心之合脉也”。脉为血之府，营行脉中，卫行脉外。营卫根于中焦，会于心肺，卫外以为固，若感受外邪，营卫首当其冲。营行脉中，脉为营卫组成。心舍脉，故所受外邪留而不去，或去而不尽，必经脉累心。且温毒必伤其阴，而血属阴，“诸血皆属于心”。热毒即伤血及心，必先损心“休”，继损心“用”，而出现气短神疲，潮热，脉促结代。若再失治或误治，阴损及阳，阳气亦伤，遂出现脉微肢冷，舌淡，低热不退，经久不愈。临床亦见到，温毒燔盛势猛，直犯营血，致心肌受毒邪侵犯，气血两伤，出现心肌损伤或心衰，而见脉数弱、身热心悸、舌赤、气短等邪盛正衰现象。

此症为毒邪侵心，所以应及时祛邪解毒，清其血热。更应细查伤阴或伤阳，辨证论治。继则扶正为重点，辅以祛邪，以固其本，兼治其标。

初期法当宣散解毒，养阴清热。前者以竹叶石膏汤加味，增葛根18克，连翘15克，生地30克，地丁12克，公英30克，金银花15克。养阴清热用生脉散合一贯煎加栀子、丹皮、川连、公英等，初期治疗就要治其血分。

中期或后期出现衰象者就须采用扶正祛邪法，用四君子汤加生地、地丁、紫草、板蓝根。

心律不齐者可以通阳活血利水法为主，配合清热解毒。因为有形的水、血、痰、食或妊娠均可影响心律，故采用活血利水的当归芍药散合宣阳通痹的栝蒌薤白汤加桂枝，增清热解毒的公英、川连、甘草。

关节疼痛者可用宣痹通络解毒法配合养心阴的生脉散。宣痹通络选吴氏《温病条辨》中焦篇的宣痹汤。

解毒则可增金银花、大青叶等。

低热不退、畏冷恶寒者病在营卫，宜用柴胡桂枝汤来调和营卫。调营卫是调整体温的大法。赖桂枝汤之桂、甘以辛甘化阳，芍、甘以酸甘化阴，再以姜助阳，以枣助阴。更增以柴胡、参、半夏、黄芩之小柴胡汤以交厥阴，调和营卫。使上焦得通，津液得下，胃气因和，热退而愈。

通过有限的实践，初步体会：热性传染病部分高热患者，经过治疗，热虽减低，但低热持续，这是余邪残留的表现。因之应当除邪务净，不净则遗患无穷，其中有的就出现心肌炎等疾患。故治疗应始终驱邪，积极解毒。人体本身就有生理性的解毒驱邪功能，但能力有限，须用药物以加强排毒。驱邪虽也可以扶正，此即邪去正复，但仍应以药物来直接扶正，双管齐下。扶正就是调动人体抗病免疫能力，也有增强、补养身体的作用。

临床接触的心肌炎病例中，有病毒性心肌炎和风湿性心肌炎两类。前者多显咽喉症状，治则当先清其原发病灶。后者风湿性心肌炎多并见关节炎症状，此则须兼用宣痹汤，对心律不齐者易于取效。

病例介绍

例一：牛某，7岁，1976年因上感发热住某院，继发心肌炎，出院后潮热、心悸、气短，脉数细无力，偶有促象，法当养阴清热，解毒通阳。

沙参18克　麦冬12克　五味子9克　生地12克　蒲公英30克　金银花15克　地丁9克　栝蒌18克　薤白9克　半夏12克　甘草9克　生石膏15克　十剂。

二诊：热退脉亦较缓、微肿。依原方意投生脉散、麻杏石甘汤加板蓝根、蒲公英、金银花、生地等继服十剂。

三诊：咳止，心悸，潮热，脉促无力，照初诊方去石膏加黄连末0.9克冲。

四诊：脉缓已无间歇，仍潮热，照上方加增荆芥穗9克以增其散邪之药力。

五诊：脉数无力，予越婢汤加金银花、蒲公英、板蓝根、大枣5剂以清余邪。

六诊：仍微热，大便干，脉数。照原方意处方加紫雪丹1.5克冲服。

七诊：微热已退，脉数无力，舌淡，投生脉散加当归补血汤加清热解毒之品。

五味子9克　麦冬15克　沙参18克　生地12克　炙草9克　当归6克　黄芪9克　金银花15克　蒲公英18克　地丁9克　菖蒲6克　五剂。

宗上法守方，连续服汤剂半年治愈。

例二：姜某，女，15岁，1975年10月患风湿性心肌炎住某医院，五周后出院。以后低热、心悸、气短、身疲、脉细数，法当补心养阴、清热解毒。

生地9克　麦冬18克　沙参30克　甘草9克　茯苓12克　杏仁9克　蒲公英30克　金银花9克　地丁12克　远志9克　枣仁9克

水煎。间断服药三十剂，历时三个月治愈。

例三：曹某，女，37岁，感冒后胸闷微痛，心率110次/分，频繁发作期前收缩，为心肌炎后期表现。1975年2月初诊，脉沉迟无力，三动一止显有代象。首剂投桂枝加芍药汤合当归芍药散加公英以通阳活血利水，调和营卫，清热解毒。

茯苓12克　白术9克　泽泻18克　当归9克　白芍15克　川芎9克　蒲公英30克　甘草9克　桂枝9克　生姜9克　大枣7枚　十剂。

二诊3月17日：药后诸证略减，照上方去桂枝姜枣加栝蒌薤白汤加党参30克。继服十剂，病况著减。照二诊方继服十剂，证消病愈。

略谈脉迟

迟脉一息三至，属藏，为阳气不足，主寒。阳明为府，若见脉迟已属例外。但尚不足奇，大承气汤之脉迟则较费思考。《伤寒论·辨阳明病脉证并治》言迟脉者凡四条，一为欲作谷疸，一为四逆汤证，一为桂枝汤证，一为大承气汤证，许多《伤寒论》注家对于此条多未深究。《灵枢·五味论》有“咸走血，多食之，令人渴……咸入于胃，其气上走中焦，注于脉，则血气走之。血与咸相得，则凝，凝则胃中汁注之，注之则胃中竭，竭则咽路焦，故舌本干而善渴。血脉者，中焦之道也，故咸入而走血矣。”文中着重指出血凝则“胃中汁注之”以及“血脉者中焦之道”的道理，可知中焦与血脉之关系很重要。《伤寒论·辨阳明病脉证并治》之大小承气汤与麻仁丸三证皆为“热伤津液”所致，但因津液被伤之轻重程度不同，而影响于脉者亦不同。津液被伤越甚，则影响于脉者越大，小承气汤证属尚未化燥，津液所伤不甚，故脉滑疾；大承气汤证“燥屎已成”，津液亦伤，故脉迟；麻仁丸证，不但胃液被伤，而脾液亦伤，非但脉迟，而且见涩象。三证同为便闭，同属下证，而所现之脉不同，故所用之方亦不同。可见对于阳明病之存津液，应当重视，故张仲景在《伤寒论》中既有“下之不可过早”之戒，又有“急下存阴”釜底抽薪之法。胃为水谷之海，多气多血，故中焦如沤，胃之津液之荣枯，关乎脉道之畅利与否。津液足则脉道滑利通畅，不足则脉道涩滞不利而脉迟。脉以胃气为本，有胃气则生，无胃气则死，胃热则血浊，寒则血薄，血浊与血薄，均能影响脉的远行，使脉发生变化。

另有一种迟脉，既非因寒，亦无痰饮、癥瘕，又非阳明下证，亦无下利厥逆，患者自觉胸闷气短，动则心悸而脉迟者，这就类似现代医学的病态窦房结综合征中之一类。

此类纯温无效，亦无明显下证，其故何在？因此证病象虽现于心，而病因实在于肾，人之脉“资始于肾”，“资生于胃”，“统于心”，“会于肺”，“约于肝”，是脉关乎五脏，而诸病之脉均与五脏有关。炙甘草汤之心动悸则脉结代，四逆汤之厥逆下利则脉微细，生脉散之气短心悸则脉疾无力。而心动过缓则是脉之“资始于肾”者发生障碍所致，而患此病者或兼阳痿之证，故治以金匮肾气、炙甘草汤、生脉散、二仙汤、保元汤等方综合化裁，补肾之精，助肾之阳，益气养血始能奏效，而非单纯温阳所能愈。肾主蛰藏，受五脏六腑之精而藏之，而复还于五脏，今肾气无余，不能还精于心，故脉迟而现胸闷、心悸，不能还精于肺，故气短，诸脏之所以能维持正常生理功能持久不衰者，皆赖肾之还精以补充，犹如灯之能恒久，光明不熄者，必须经常添油以续焰，故衰老病死亦由于肾脏蛰藏之精因涸竭不能还精，补充所耗之虚。复脉汤、四逆汤皆重任甘草，是借中焦之谷气以通之，大承气汤是急下存阴，祛邪以存正，心动过缓是欲得下焦肾脏所藏之精以还补心脏所耗之虚，肺为水之上源，子能令母虚，肾不还精于肺，故气短，不还于心故心悸，“虚则补其母”，故又须肺肾同治，老友赵某医生，曾以此法治疗病态窦房结综合征心率慢者数例，疗效颇佳，援引于此，供参考。

以真武汤为主方配用“治水三法”治疗充血性心力衰竭

充血性心力衰竭为各种心脏病所引起的严重心功能代偿不全的共同表现。依据多年主治过若干例各种心力衰竭获得的体会，并逐渐摸索其方法，提出以真武汤为主方，适当配用“治水三法”的治疗原则。现将经验与体会简略介绍如下：

《素问·汤液醪醴论》所提出的治水三法乃指“开鬼门”、“洁净府”、“去宛陈莝”，对控制心衰有一定意义。

心藏神而舍脉，脉为血之府而诸血皆属于心，心欲动而神欲静，一动一静则心脏一张一缩不疾不迟有一定之节律，一息四至谓之无过。血液之流行有恒一之方向，逆流则为病，故曰“神转不回，回而不转乃失其机”，其所以能如此者，由于心阳旺盛，心血充盈，否则血运失常回流障碍，血流瘀积，造成肿胀及腹水。《金匮要略·水气病脉证并治》有先病血后病水名曰血分，先病水后病血名曰水分之说。故水去其经自下，血去其水自消，可以证明水与血之关系，《内经》所谓“去宛陈莝”是指疏通血脉中之陈腐淤积使血流畅通；“开鬼门”是指宣肺发汗，以开上窍；“洁净府”是指泄膀胱排尿，以利下窍。去宛陈莝、开鬼门、洁净府三管齐下，本当水去而肿消，岂知消而复肿其故何在？盖因水肿之为病，虽然在水，而根本矛盾是由于心功能不全所造成。开鬼门、洁净府、去宛陈莝只是治水之标，故水消而复肿，所以必须以强心温肾利水之真武汤为主，辅以上述利水三法，心肾同治，方能水消而不复肿，以符合治病必求其本之意。

心力衰竭在临床上所表现的脉和证，多见心肾两虚，宜选用强心扶阳，宣痹利水之真武汤为主方，主要取其壮火制水之意，但根据临床实践体会到本方主要在于温阳强心之功效，本方虽属强心扶阳，利水导湿之剂，但单用本方治疗心衰不如佐以利水三法为宜。

由于心衰时出现的肺瘀血、肝肿大、水肿等，皆提示心阳虚衰，肺气壅滞，升降失调，血瘀不畅，水不化气。为扭转这些病机，还必须以真武汤为主方，再适当配合治水三法随证施治。

1. 关于配合开鬼门法的运用　开鬼门法乃宣肺、透表，使肺气得宣，营卫因和，以求“上焦得通，濈然汗出”。作用部位在肺。故以真武汤为主，配合越婢汤，肺热者配麻杏石甘汤等方。

举例于下：

病例一为高血压性心脏病，Ⅲ度心力衰竭，中医辨证为心阳衰弱，阳虚水逆，上凌心肺，肺气不宣，故选用真武汤为主，佐以开鬼门法的中医治法（未用洋地黄）而控制了心力衰竭。

病例二为慢性肺源性心脏病，Ⅲ度心力衰竭，中医辨证属心肾阳虚，肺气不宣，采用真武汤合越婢汤施治（即真武汤加用开鬼门法），亦未用西药洋地黄而控制了心力衰竭。

2. 关于配合洁净府法的运用　本法用意在于行水利尿，使水行消肿，其作用在肾。若右心衰竭，腹水，严重小便不利，五苓散加车前子（包）15克，沉香、肉桂各9克（后下）。此为真武汤加洁净府法。此法的变通方是消水圣愈汤（药味：桂枝汤去芍药加麻黄附子细辛汤加知母，亦可酌情加用防己等）。

病例三为肺源性心脏病，已Ⅲ度心力衰竭，中医辨证属心肾阳虚、痰湿阻滞，采用温阳利水法，主要选用消水圣愈汤，未用洋地黄而于第13天控制了心力衰竭。

3. 关于配合去宛陈莝法的运用　《内经》始提出去宛陈莝法，其意大致为日久为陈，淤积为宛，腐浊为莝。去宛陈莝应指为散瘕通络，活血化瘀之意。作用部位在脉。

鉴于心力衰竭的发绀证、肝肿大、静脉压增高等皆可提示有瘀血情形。心衰、瘀血多伴有水肿，正是“血不利则为水”的现象。尤其《金匮要略·水气病脉证治》所提出血分、气分概念，对我们颇有启发。《金匮要略》所述血分一症，可以有两种情况。其一为血气虚少，其二为阴浊壅塞。临床观察到充血性心力衰竭表现的症状，可用阴浊壅塞去理解和认识，如胸闷气憋，喘咳有余之象，以及肝脾肿大，心下痞满等。充血性心力衰竭的治疗，必须在真武汤强心扶阳基础上佐以去宛陈莝，宜桃红四物汤去生地加藕节、苏木等药。

如住院病人宋某（病例号133828，女性，38岁）患风湿性心脏病二尖瓣狭窄兼关闭不全，充血性心力衰竭Ⅲ度，以真武汤为主加用了去宛陈莝法后，小便量日渐增多，当去掉此法方药后，情况迅速发生了恶化，小便量著减，并且诸证加重。后来又用原方，结果心衰得到控制。通过此一实践，认识到去宛陈莝法在控制充血性心衰中须充分加以重视。又如一例梅毒性心脏病，主动脉瓣闭锁不全，Ⅲ度充血性心力衰竭而入院。住院期间控制了心衰，但因上感，又诱发了心力衰竭。当时病人表现肝区胀痛难忍，咳嗽、心悸、汗出涔涔，即选用去宛陈莝法，并配合玉屏风散，守方一个月，症状日渐好转，肝由右肋下6厘米缩为3厘米，脾由左肋下2厘米明显缩小为仅可触及，下肢浮肿亦全消，此二次心力衰竭获得控制。心力衰竭严重者，本《金匮要略》水气篇、痰饮篇两篇精神治疗。水、气、血三者关系密切，血可病水，水可病血。实践得知，气得温而化，血得温而活，水得温而利。故在主方中加肉桂、沉香一类温阳化水药。此类之治疗，应在强心扶阳佐洁净府法时加用温阳化水药品，方能证、法、方药三个环节丝丝入扣，取得疗效。其中值得特别提出的是兼有心肺阴虚现象，即肺虚少气，咳嗽自汗，心血亏耗，虚烦而悸者，当于上法中考虑配用生脉散。我们曾收住一例高血压性心脏病，Ⅲ度心力衰竭，解某（病历号14819，男性，45岁），喘咳心悸，不能平卧，端坐亦难坚持，采取真武汤合生脉散配合去宛陈莝法，坚持守方到底，终于基本控制了心衰。

心力衰竭者并见心律失常者颇多，此亦是治疗中之难题，我们在临床中多推崇炙甘草汤、桂枝甘草龙骨牡蛎汤、茯苓甘草汤诸方。阴虚者配用炙甘草汤加生脉散。阳虚者重用真武汤，其水气凌心烦躁不安，心动悸者，用桂枝龙骨牡蛎汤。在治疗心衰的同时，适当选用上方纠正心律失常。心律失常的治疗，颇需时日，非短期能愈，须根据不同情况辨证施治。

附病例（五例皆单纯用中药控制心衰）

例一：董某，女性，56 岁，已婚，北京人，农民，病历号 121351。因咳嗽三个月，气短、心悸加重，于 1963 年 12 月 28 日急诊入院。

患者 20 余年来，经常有咳嗽气喘症状，但能自行缓解，尚能参加劳动，曾多次就近医治，均未见效。近五六年来，咳嗽发作频繁，甚则卧床不起，入院前三日更加严重，咳嗽气急，吐白色泡沫痰，不能平卧，夜间阵发性咳嗽日渐加重，食欲减退，上腹部胀满，口渴不欲饮，故来本院诊治。

既往史：30 年来颈部有块物逐渐增大。

体格检查：端坐呼吸，面色潮红，无发绀，体温 36℃，血压 180/120 毫米汞柱，颈静脉怒张，甲状腺呈结节状肿大，质中等度硬，两肺布满干性啰音，心尖搏动弥散于第五、六肋间锁骨中线外 3 厘米，心界向左扩大，心率 180 次/分，律齐，心尖区闻及轻微吹风样收缩期杂音，主动脉瓣区第二心音亢进，腹软，肝右肋下 5 厘米，中等硬度，脾未触及，腹水（－），下肢凹陷性浮肿。胸部 X 线摄片：心影普遍增大，左心室、左心房显示膨隆，肺纹理增厚，两肋膈角消失，呼吸时可见有上下移动液面。心电图：窦性心动过速，左心室劳损。化验检查：血红蛋白 11.8 克%，红细胞 470 万/立方毫米，白细胞6850立方毫米，中性67%，二氧化碳结合力24容积%，非蛋白氮31.2毫克%，血清总胆固醇244mg%，血沉23毫米/小时，抗“O”滴定试验（-），血清康、华氏反应（-），谷丙转氨酶65单位，麝浊2单位，大小便常规正常。诊断：高血压性心脏病，Ⅲ度心力衰竭，甲状腺腺瘤，双侧胸腔积液。

中医辨证分析：

病人咳促日久，形瘦神惫，不得卧，动则喘息更甚，咳声低弱，吐白色泡沫痰，夜间咳喘加重，心悸纳呆，心下痞满，食后尤甚，口渴不欲饮，小溲不利，夜寐不宁。脉象：细数无力，舌苔薄白、质淡。由于肾者气之根，命门之所在，下元不固则气不摄纳，动则喘息更甚，肾阳虚衰，水无所主，水气上逆，上凌心肺致使肺气失降。而证见喘咳心悸，不得平卧，溲少肢肿说明心阳亦衰。正如《素问·逆调论》所云：“不得卧，卧则喘者，是水气之客也”。根据阳虚水逆，上凌心肺，心阳不振，肾不纳气，肺气不宣，法当温阳行水，养心宣肺，宜壮元阳，消阴翳，逐留垢，降水逆，以求心阳得振，肾气得纳，肺气得宣，用真武汤、生脉散、越婢加术汤化裁治之。

治疗经过：

1. 痰湿郁结，肺气不宣，心阳不振，先予真武、越婢、生脉加减。

处方：黑附片9克　杭芍12克　生姜9克　大枣（擘）6枚　党参18克　麦冬12克　五味子6克　鲜白茅根60克　生石膏15克　麻黄4.5克　甘草9克　云苓15克　白术9克

配以氧气吸入。上方服二剂后，喘咳气短悉减，睡眠好转，夜间阵发性呼吸困难发作减轻，但仍胸胁满闷，血压170/120毫米汞柱，遂于前方加入活血理气及镇摄之品（苏木12克，枳壳6克，龙牡各15克）。

2. 入院后第19天已不喘，活动如常，心率减为90次/分，一般情况较好，仍有胃脘作胀，头痛，心下痞硬，血压180/130毫米汞柱，故改用通阳宣痹，利湿化痰之品。

处方：全栝蒌30克　薤白12克　半夏12克　云苓12克　陈皮9克　枳实6克　竹茹12克　丹参12克　杜仲12克　桑寄生30克　牛膝12克

3. 前方服两剂后，患者感冒，头痛项强，胁下苦满，改用和解之剂（桑寄生30克，钩藤12克，白薇12克，菊花12克，柴胡12克，葛根18克，半夏9克，枳壳6克，杭芍9克，甘草6克）。

4. 改服前方二剂后，表证已解，无心悸气短、胸痞等证，已能起床活动，欲思饮食。胸部X线摄片：心影较前缩小，肺郁血征减轻，胸腔积液消失。肝由肋下5厘米缩小为2厘米，心率75次/分，律齐。说明心衰已控制。故出院返家疗养。

例二：邓某，女性，48岁，已婚，河北人，家庭妇女，病历号115675，于1963年6月15日入院。

浮肿已半年，一周来加重而入院。患者于1961年元月感冒后，开始咳嗽气短，下肢浮肿，经治疗后好转，但常心悸，两月前开始症状又加重，动则心悸气短，下肢逐渐浮肿，心下痞满，咳嗽吐白痰，尿少。既往有慢性咳嗽史。查体：端坐呼吸，颜面浮肿，唇轻度发绀，颈静脉怒张，心界向左稍扩大，心率100次/分，律齐，二尖瓣区可闻及Ⅱ级吹风样收缩期杂音。胸部叩诊高度回响，两肺满布细湿啰音。腹稍膨隆，移动性浊音（+）。肝右肋下可触及二指，剑突下四指，中等硬度，下肢凹陷性浮肿Ⅲ度。X线胸部摄片：右心室段显著延长膨隆，两肺广泛性索状及斑片状模糊阴影。心电图为肺型P波。诊断：慢性气管炎、阻塞性肺气肿、慢性肺源性心脏病，心力衰竭Ⅲ度。中医辨证：心肾阳虚，痰湿阻遏，肺气壅塞。宜温阳宣肺，豁痰利湿，真武汤加开鬼门法治之。

处方：附子6克　杭芍9克　白术9克　云苓12克　甘草9克　麻黄3克　生石膏12克　生姜9克　杏仁9克　白茅根30克　车前子（包）15克　大枣（擘）5枚

上方服三付后，尿量显著增加，每日达1500～1900毫升，下肢浮肿明显减退，用至第五剂后肿退，仅小腿略肿，咳嗽减轻，故上方加入宽胸理气之品，厚朴6克，陈皮6克。服第六剂后浮肿消失，心率减慢，两肺底部可闻及湿性啰音，考虑还有胸闷咳嗽气短等证，上方去白茅根、厚朴、车前子，加入止咳降气之苏子9克。再服五剂后咳嗽已止，仅微有气喘，心下稍有痞满，又以厚朴麻黄汤清肺泻热，豁痰平喘之剂。服药一周后，诸证均除，心率83次/分，食纳正常，二便自调，故出院返家。

例三：张某，男性，54岁，工人，已婚，河北人，病历号107392。

咳喘已5年，近两周来咳喘气短不能平卧而入院。患者于1961年11月因咳喘肢肿、腹满入院治疗。诊断为肺源性心脏病、心力衰竭，经用中西药后心力衰竭控制。本次入院因感冒咳喘发作。痰多粘稠、肢肿尿少，心下痞满，腹胀不适而急诊入院。查体：重病容，息促不能平卧，唇发绀，两肺中下闻及湿性啰音，心率100次/分，律齐，心界略向左扩大，肝右肋下1.5厘米，剑突下6厘米，腹部膨隆有移动性浊音，下肢可凹性浮肿，脉弦滑而数，苔白腻。心电图：顺时针转位，低电压，右心室肥厚。X线胸透：肺气肿，胸膜增厚，右心增大。诊断：慢性气管炎，阻塞性肺气肿，慢性肺源性心脏病，心力衰竭Ⅲ度。

治疗经过：

中医辨证根据脉证所见，系心肾阳虚，痰湿阻滞，宜用温阳利水，蠲饮化湿之法，方以消水圣愈汤治之。

处方：桂枝9克　甘草9克　麻黄4.5克　黑附片9克　知母9克　防己12克　生姜9克　杏仁9克　大枣（擘）6枚

服药后尿量增多，每日达1500毫升以上，最多达3300毫升，水肿渐消。咳喘吐痰减轻。住院第十三天时，水肿显著消退，腹水征转阴性，仅小腿微肿，体重由入院时71公斤减至59公斤，遂改用益气养心，清肺化痰之剂。

处方：党参15克　麦冬12克　五味子6克　杏仁9克　甘草9克　生石膏9克　麻黄15克　小麦30克　远志6克　茯苓12克

三剂后，咳喘虽减，但尿量显著减少，浮肿大显，因此又继用消水圣愈汤并加入茯苓30克、车前子（包）30克，尿量再显增多而浮肿消退，咳喘亦减，精神食欲均好，心率84次/分，临床表明心衰已控制。

例四：王某，男性，45岁，已婚，辽宁人，病历号120942。

自1959年起四年来心悸气短反复发作，近半年因症状加剧，于1963年12月入院。1959年因患感冒发烧，乃致呼吸急促，不能上楼，经某医院住院治疗，当时血清康、华氏反应阳性，结合临床症状，该院诊断为梅毒性心脏病。经驱梅治疗，症状好转，出院后仍能坚持工作，但上楼及活动增多时仍见心慌气急。至1960年7月在开会中突然出现严重心慌气短，下肢浮肿，又入院治疗，诊为心力衰竭，经洋地黄和中药治疗后症状好转。此后心力衰竭又发作两次。均在入院后用洋地黄而控制。近半年来上述症状逐渐加重，经常在安静状态下出现心悸气短，不能平卧，夜间有阵发性呼吸困难，食欲不振，大便溏稀，每日3~4次。患者入院前一直应用洋地黄毒甙维持量。既往有冶游史及风湿病史。查体：体温36℃，脉率80次/分，呼吸20次/分，血压150/80毫米汞柱，发育中等，营养稍差，面色少华，周身出汗，神清合作，半卧位，呼吸急促，皮肤粘膜未见出血点，眼睑有轻度浮肿，颈静脉怒张，颈动脉搏动明显，左肺底可闻及细湿啰音，心脏：心尖搏动明显，在左锁骨正中线上，其范围为2厘米×2厘米，心前区触及震颤，心浊音界向左右扩大，心率80次/分，律不齐，二尖瓣区闻及Ⅲ级收缩期杂音及雷鸣样舒张期杂音，向左腋下传导，主动脉瓣区闻及Ⅳ级粗糙吹风样收缩期杂音，向颈部传导，肝右肋下6厘米，压痛（+），肝颈征（+），脾左肋下2厘米，腹水征（-），下肢可凹性水肿Ⅱ度。手指端可见毛细血管搏动，腹股沟处可闻及枪击音，桡动脉呈水冲脉，神经系统检查未见异常。心电图：心房颤动。

X线胸部摄片：心脏普遍增大。化验检查：血常规：血红蛋白13克%，红细胞451万/立方毫米，白细胞

5500/立方毫米，中性65%，淋巴25%；单核2%，嗜酸性8%；尿常规：透明，酸性反应，尿蛋白（++），糖微量，白细胞0~2。血生化：二氧化碳结合力50.52体积%，非蛋白氮33.3毫克%，血清胆固醇206毫克%，氯化物602.5毫克%，钾4.26毫当量，钠138.6毫当量，肝功能属正常范围，血沉6mm/1小时，血清康、华反应二次均属阳性，西医诊断梅毒性心脏病，主动脉瓣关闭不全，心房颤动，充血性心力衰竭Ⅲ度。

治疗经过：

中医辨证：据病人心悸气短，喘不得卧，脉促而弦，舌润无苔。病属心肾阳衰，肺气失宣。宜温阳纳气，清肺定喘。真武汤配开鬼门法。

处方：附子9克　杭芍12克　白术9克　麻黄6克　杏仁9克　麦冬12克　五味子6克　党参30克　甘草9克

服上药二剂后，已能平卧，夜间阵发性呼吸困难消失，心悸亦减，故停用曾连续服用了三个月之久的洋地黄毒甙。入院后12天，症状好转，惟胸闷气短明显，余证见好。此乃心阳不振，气机阻遏之故，治宜通阳宣痹，遂改用栝蒌薤白半夏汤加味配合真武汤继续服用。入院到5个月时，曾又感冒，使心衰又复发作，并肝区痛苦难忍。肝大仍无明显变化，喘咳心悸，汗出涔涔，此时改用益气养心，去宛陈莝法配合玉屏风散。

处方：当归9克　生黄芪24克　桃仁9克　红花9克　小茴香6克　官桂4.5克　白术6克　防风6克　防己9克　郁金15克　延胡索15克　生晒参9克（先煎）　浮小麦30克

守方服用一个月后，症状明显好转，可以下床活动，而无明显心悸气短咳喘，肝由肋下6厘米缩为3厘米，脾由左肋下2厘米缩为可触及，下肢浮肿完全消失，说明第二次心衰又得到控制。

例五：游某，男性，24岁，未婚，河北人，会计，病历号124832。

三年来心悸气短，近七个月来症状尤甚，于1964年4月29日入院。于1960年查体，发现有风湿性心脏病，当时无自觉不适，仅在重体力劳动后稍觉心悸，未曾治疗。1961年来，渐觉纳差，脘腹胀满，活动后心悸气短明显，同时出现下肢浮肿，遂于1962年在某医院诊断为风湿性心脏病。经治疗病情仍有反复发作，近因病情加重而来本院治疗。既往史：有风湿关节疼痛史。查体：自动体位，唇显发绀，巩膜黄染，结合膜充血，咽红，扁桃体不肿大，颈静脉怒张，颈静脉搏动明显，两肺底可闻干湿性啰音，心界向左右明显扩大，心尖搏动弥散，可触及震颤，心尖区闻及Ⅲ级吹风样收缩期杂音及Ⅳ级隆隆样舒张期杂音，心律不齐有早搏，心率69次/分，肝右肋下8厘米，压痛（+），脾触诊不满意，腹水征（+），下肢浮肿Ⅱ度。心电图：心房颤动，偶发性室性期前收缩，不完全性右束枝传导阻滞。肝功能：胆红素3.0毫克%，黄疸指数16单位，麝絮（-）、脑磷（-）。

X线摄片：二尖瓣型心脏，肺淤血。诊断：风湿性心脏病，二尖瓣狭窄关闭不全，心房颤动，心源性肝硬化，心力衰竭Ⅱ度。

治疗经过：

中医辨证：据脉证所见，系心肾阳虚，而证见心悸，脉结代，因夹血瘀，可见舌唇紫暗，因胸阳不宣，肺失肃降，故胸闷气短胸痛。心脾阳虚，肾阳不足而现尿短，下肢浮肿，曾选用炙甘草汤、五苓散、真武汤、联珠饮、消水圣愈汤等配伍应用，病情未见好转，考虑到心下痞硬，舌质暗红，面色黧黑少华，脉结代，便少，认为本病实为心肾阳衰，兼有瘀血，故选用真武汤合去宛陈莝法施治，收到较好效果。

处方：附子9克　杭芍30克　云苓18克　白术15克　生姜9克　肉桂6克（后下）　沉香6克（后下）　当归12克　红花12克　白茅根30克　藕节10枚

上药服五剂后，症状改善，尿量由300～500毫升/日，增到1300～1700毫升/日，体重下降3公斤，肝已缩小，硬度变软，心率：偶有心动过速。心衰情况明显好转，其后因附子暂时缺药，病情出现波动，经继用原方，病情又日趋好转。病人出院时一般情况尚佳，活动后亦未见明显心悸，无咳喘，能平卧，腹水征（－），浮肿消失，肝由原肋下8厘米缩小为3厘米，说明本次心力衰竭又得控制，心电图仍提示心房纤颤，出院后继续就诊。

急慢性肾炎的病机与治疗

肾炎病类型颇多，表现不一。急性者失治或误治往往迁延成慢性肾炎，而慢性者预后多不良。

中医对肾炎的认识

肾炎属于中医“风水”、“水肿”的范畴。中医理论中有“肾主蛰藏”而为“胃之关”的理论，指出肾与脾胃之关系，并指出“关门不利，聚水而从其类”

的病理机制。

肾具有阴阳水火两个方面：肾火为阳，不仅司生殖及泌尿等之机能，且为人体之元阳而关乎四脏，主“开”为“用”，有煦养四脏及“举阳”、泌尿排泄废物等方面之功能。肾水为阴，司还精四脏生成精液之物质，与肾脏本身之器质结构，主“合”为“体”。肾水与肾火是相辅相成、互相促进、互相依存的，共同构成肾之生理功能——藏精、排浊。但是，肾火亢盛则肾水亏损，而水邪壅盛则影响肾火，这些都能导致“开合”失节出现病态，使之机能失常，当藏不藏，当泄不泄，精华（蛋白等物）被漏出，水浊（血中废物）反而滞留。因此，临床上恢复肾之功能，必须调节肾阴、肾阳，使肾水肾火平衡。其关键又在脾胃及肾阳。肾火偏盛肝火即亢当泻肝；肾阴偏盛则脾阳虚当温脾。由于脾阳虚则水失其防而泛滥，就当温脾阳。因为肾阳能助脾阳，脾阳旺盛才能运化水湿。而脾为后天之本，有运化水谷精微以资助肾脏本身之功。因此脾肾两脏之间关系密切，相互为用，息息相关，以维持人体生命活动。

临床可以看到在肾炎初期，有的轻症仅显脾胃证状，而肾阳虚的证状不甚明显。但病情迁延日久即出现脾阳、肾阳俱虚的证状。而肾阳虚的疾病则多有脾阳虚的表现。可见肾阳为脾阳的根本，而脾阳运化的水谷精微则又是肾阳的物质基础。

在临床治疗方法上，有许叔微“补脾不如补肾”和孙思邈“补肾不如补脾”之说法。两者在论述其治法上又各有其侧重。前者乃指治脾病应治其本，如脾阳不足应补肾阳。而后者乃指治肾病应治后天（脾），用后天补先天（肾）。两家着眼点不同，其重点也就各异。这两家的观点对今世临床仍颇有价值。当见到脾肾均病时，必有一脏是主要的。临床应当分辨清楚：何时补脾，何时补肾，何时双补。清代王旭高提出的“久病虚羸，胸无痞满者宜补肾，胸有痞满者宜补脾”的观点是正确的，参照上述论点，临床遇到肾病患者脾胃阳虚，纳差，水肿，便溏，舌淡，脉沉迟或濡者，宜当温补脾阳，这是因为脾阳不振，湿困中焦，脾阳不能充分运化精微煦养肾脏，若不助脾阳则肾病必加重转危。

治肾与治脾不同者，在于肾为水火相济之脏，施治不宜偏燥而宜阴腻，肾恶燥而喜润，脾恶湿而喜温燥。故两者在临床治疗上有所矛盾，在用药时应分清主从，不得有误。

关于水肿：中医认为水肿为“聚水而生病”的现象，据《素问·水热穴论》“肾者胃之关也，关门不利故聚水而从其类”的理论，肾病水肿之病因应在肾，标在胃，本在肾。中医认为“胃家寒则血薄，热则血浊，血薄与血浊皆能致水”。体内之气、血、水三者是互相转化的，水能化气，气能化水，水能病血，血能病水。古代医书有“血不行则病水”之说，水得温则化气，气遇寒则化水。脾为水之防，脾病则病水。胃为水谷之海，脾胃供应人体以物质。所以胃强则心强，心强则尿利，尿利则水去肿消。

水与气关系密切，治水须治气，肾主水，肺为水之上源，故其本在肾，其标在肺，因此治水须顾及肺气。

肾为阴，心为阳，肾主水，心主血，阴阳互根，水火既济，始能阴平阳秘而化气。所以临床上可以见到高度水肿患者，在利尿中加活血药物显增药效。

当见到脾胃虚弱，水肿严重，胸有痞满胃呆、便溏、舌淡、脉迟者，则为脾阳不振，湿困中焦，须温助脾阳。

当见到水肿日见加剧，而胃纳尚好，无脾胃阳衰之象，仅伴肢冷脉沉迟者，则多属肾阳不足，应补肾阳逐水邪。有时补肾阳为主兼顾脾阳。

关于肾功能：肾功能不全，反映身体正气不足。正气不足则逐邪之力减低，使尿中废物不能充分排泄致血中非蛋白氮值增高。肾功能不全者，多见尿少甚至无尿，此乃肾阳不足，无力化气排其水液之故。由于“阳主升，阴主藏”，阳衰则不升，不升则不排泄。“阳损及阴”，阳损伤严重者也必影响导致阴伤，故不排泄之同时亦不收藏，以致精气不能回收而漏泄，蛋白等物遂丢失。鉴于以上病机，扭其病局，非峻补肾阳不能扶其肾功能、扭转危机，非兼顾肾阴不能助其机体之修复。精藏则正复，正复则精藏。

关于胃气：唐容川《血证论》说：“人之初胎，以先天生后天；人之既育，以后天生先天。”肾为先天，脾为后天，故“得胃气则生”。诸精均为谷入于胃所生。谷不入则脾不运化，而肾也不能受精气之所养，所以肾脏病之病中及病后，均当以护胃气为本，始终重视胃气之盛衰，注重调理脾胃。

治疗法则

（一）急性肾炎以驱邪为主

开鬼门洁净府以消水肿，清热解毒以清除病灶。

1. 开鬼门、洁净府　水肿通过发汗宣肺从上散之，宣肺又能促进膀胱气化功能，辅助洁净府以利水消肿，此为常用法则，不仅消去水肿不加重肾的负担，而且通过宣散以助清热及清除原发病灶之功效。宜选用越婢加术汤或麻黄连轺赤小豆汤合五苓散加茅根等。

2. 清热解毒为主　热毒炽盛为急性肾炎之主要病因，故清热解毒为治疗之重点，其病位在于咽喉及肾，宜清热解毒法则，用甘桔汤加公英、山豆根、银花、牛蒡子、连翘、鲜茅根、知母等药。

急性肾炎尿闭者：可用蟋蟀、蝼蛄各3枚研末，蝉蜕、浮萍各9克煎汤冲服。或以鳢鱼，焙干研末，与三米（粳米、小米、苡米）、四皮（橘皮、冬瓜皮、西瓜皮、萝卜皮）煮水熬粥进食。

继发高血压者，须待热毒收敛时，方能降下，由于此为肾炎之标象，须随肾炎减轻而降，用药时可加夏枯草30克、牛膝18克、草决明30克、珍珠母30克等略治其标，切不应本末倒置，舍肾炎而治高血压。

（二）慢性肾炎以温补肾阳、双补气血、恢复肾功能为主，驱邪为辅

慢性肾炎，病程迁延逾年，病情变化复杂，尿蛋白多，血中蛋白低，体肿，腹水，胸水。日久肾阳衰微，尿少甚至无尿。头痛、呕吐出现尿毒症。

辨证治疗以下六法化裁加减：

1. 体用兼补　既须壮肾阳，又须补肾阴，方能水火既济，逐渐恢复肾功能。但其用药量须破格使用，方能收效。以《金匮》肾气丸为主：生熟地各12克，丹皮12克，山药18克，茯苓30克，泽泻45克，山萸肉12克，肉桂9克，附子9克，菟丝子18克，巴戟15克，淫羊藿30克，沉香6克（后下）。方中加沉香为引桂、附下行。临床偶见面赤、脉数、舌红，尿黄且少，尿红细胞多者，则应以补肾阴为主，改用知柏地黄丸加白茅根、地丁、金银花、龟甲、阿胶等。

2. 去宛陈莝　“水能病血，血能病水”，故治水当治血。尤其病久肾脏和机体病变严重者，出现某些血瘀之标象。此血瘀既为病水之因，更为肾炎病之果，故应视为标象，而在治本时兼顾之。当归芍药散（川芎12克，当归9克，泽泻30克，白术9克，茯苓15克，白芍18克）加益母草30克，藕节18克，茅根30克，生地30克。

3. 健中焦、运四旁　肾阳衰，火不胜水，水凌脾土，即出现脾阳不振。“脾为后天之本”。久病重病多损及脾阳，故曰：“有胃气者生，无胃气者死。”肾炎中期及晚期往往有以脾衰证象为主者，此类不可轻视。肾阳衰，火不胜水水湿犯脾，而脾阳衰弱，表现面白、体肿、脉弱、苔腻、便溏、脘闷、腹胀、纳呆、畏寒，此时当先温健中焦，以运四旁，宜理中汤、香砂六君、平胃散、苓桂术甘汤、春泽汤等，甚者附子理中汤加减。慎忌阴腻之品。此即孙思邈所谓之“补肾不如补脾”之例。

4. 补气养血　肾炎病久，必伤及气和血，有的伤气为主，有的耗血为主。但“气为血之帅，血为气之母”，须注意气与血的关系。可用当归补血汤加鹿角胶、阿胶或鹿茸等。宜重用黄芪，可用至60克，以其能补气，则能增强行血化瘀利水之功效，尚能助机体修复已损之组织。

5. 和肝胃、降浊阴　肾炎病程中，脾胃甚关重要，健者本应清阳上升、浊阴下降，但病者则反之，清阳不升浊阴上逆，多见头痛，呕吐，嘈杂泛酸，胸满不食，神识障碍，有的病人血中非蛋白氮积累增多。此可在主方中佐吴茱萸汤加旋覆花、赭石、半夏。吴茱萸汤为温热苦辛之剂，能温肝肾，使肝舒条达而不扰脾，固元气而安神，调营卫补四末。方药为：吴茱萸12克，党参30

克，生姜24克，大枣7枚，旋覆花12克，代赭石18克，半夏18克，煎服。服后头痛、呕吐、嘈杂、泛酸等消除，胃和能食。但是，血中非蛋白氮的排出须赖尿量增多，而尿量之增多，又须赖肾功能的恢复。

6. 治标应变法　病程中变化多端，时时出现标象为主的证状，如感冒、扁桃体炎等。法当先治标，或标本兼顾，临时改法更方，但要“效即更方”，标象一去，立即恢复治本之原方。

（1）感冒或继发感染者：此类病经常发作，常导致病情反复，故应及时处理。可用银翘散加蝉蜕、浮萍以宣表。加芦根、茅根以肃肺凉血。加蒲公英、山豆根以解毒，清除继发感染之病灶。扁桃体红肿不退者可用六神丸研细末，喷扁桃体表面少许。

（2）血虚生热：病中体倦乏力、盗汗并见阴虚发热、浮火上越证象，可用当归六黄汤加减。

（3）腹泻：水湿凌脾下陷作泻者，当先治脾，以防本病之加重。可暂用胃苓汤、参苓白术散等加减，若因饮食不洁、感染致泻者则用葛根芩连汤加减。

（三）恢复期以扶正为主，兼祛余邪

此期治疗，仍重在脾肾两脏，密切观察肾脏阴阳之偏盛，及时调整，重视胃纳消化，勿使阴腻药品影响脾胃。水去肿消时，药中利水之品就要酌减。肝火旺者当泻肝火；相火盛，肾水虚者，当滋肾阴。

经治取效，病况明显恢复时，此时病邪已敛，正气初复，可见虚烦热象，若此时不见继发感染证象，则此热象多为生理现象。具体表现为体感烦热，微有口干、鼻燥，而体温不高，无恶寒鼻塞。乃机体初恢复，阳复阴未跟上之象，不可误视为病理现象，勿轻率投用苦寒清热之品，以免挫伤生机。但此期亦有夹杂外邪侵袭而显热象者，当辨证分清，不得混淆。

恢复期治疗选方，宜双补肾阴肾阳者，可用金匮肾气丸；宜滋补肾阴者，可用六味地黄丸；宜健脾者可用参苓白术散；病愈之后，可久服薯蓣丸。

（四）饮食等问题

食宜素淡，忌碱盐，定量定时。饥饱、劳逸、房事均应始终注意控制，面容好转，水肿消，尿蛋白减消时可渐加食盐，可试用开盐法：

开盐法：盐五斤，鲫鱼五斤，同煮，候水煮干再将鱼烘干，研细末，以代食盐，少量食用。

结语：

1. 肾炎病为累及整体的疾患，病情复杂，因果交错，损及肾、脾、心、肺诸脏。

2. 急性期当重在驱邪，标本同治，以透表清热解毒，利尿为法；慢性期当重在治本，温肾阳，滋肾阴，健脾扶正，以恢复肾功能为主。

3. 病情多变，临证须抓住主要矛盾，并及时应变，要证法相符，方药相合，往往须数法同施，数方化裁加减。

4. 恢复期要预防反复，防止外感，饮食有节，劳逸适度，禁忌房事，寒温适宜，戒恚怒。

肾盂肾炎的治疗

肾盂肾炎多属于中医“淋症”范畴。本病多从下焦膀胱湿热论治，兼顾肾之阴阳虚损投药。

急性期或慢性期急性发作时，多按下焦湿热施治，若见发热恶寒、尿痛、尿急、脉滑数，舌质红苔黄腻者，投予八正散合地肤子汤。《太平惠民和剂局方》之八正散具有泻热通淋之功用；《济生方》之地肤子汤适用于下焦湿热，小便黄赤不利。取本方之地肤子、升麻参合八正散加减，临床往往可获得较好效果，若尿内红细胞较多或见明显血尿者，常选用猪苓汤加血余炭、藕节、蒲黄、生地、益母草等。肾盂肾炎久治不愈、转为慢性期多有阴损及阳，此期宜辨证与辨病相结合，以清热邪为主，配合扶正。表现阳虚象，宜扶阳祛邪，猪苓汤合桂附八味地黄丸加生黄芪、沉香。若阴虚火旺显热象时，可用滋阴降火之法，方用知柏地黄丸加解毒消肿之品，可分别选用猪苓汤加金银花、生地、蒲黄或当归芍药散加白茅根、车前草。

回忆医案：

某一女性患者，年30岁。发热，腰痛，尿道灼痛，尿急短赤，脉数，舌苔黄微腻、质红，尿常规化验红细胞较多。乃下焦湿热，伤及阴络，气化失职，宜滋阴清热利湿，佐通阳凉血之品。

处方：

猪苓12克　泽泻12克　白术9克　去茯苓15克　桂枝9克　阿胶12克（烊化兑服）　滑石12克　甘草梢6克　生地12克　血余炭9克　地肤子9克　芍药9克

服上方五剂后，热退，尿道灼热痛消失，腰痛已减，尿常规化验红细胞消失。

糖尿病的治疗

糖尿病属中医消渴病范畴。古今医家对其病因病理论述甚详。多认为病因损伤肺胃肾之阴液而形成本病。但张景岳认为中消病，病在脾胃。朱丹溪认为:“酒面无节……脏腑生热”。

消渴之主因为酷嗜炙煿，胃热灼脾，迫使脾阴输泄无度。胃为阳明燥金，脾为太阴湿土，胃需脾阴之濡，脾需胃阳之煦。若恣食肥甘，或纵欲损泄肾阴，阴虚火炽以致胃火亢盛，逼迫脾阴，使胃失其润，则火益炽，胃阴伤，胃热盛。胃热则消谷，谷消则善饥。临床多见热盛伤阴之证，且阴虚与燥热二因互为因果。阳虚者甚少。病初虽有上、中、下三消之不同，其始虽异，其终则同。病久多见三焦俱病，三消合一之证，必至晚期阴损及阳，始显阴阳两伤之候。

治则早期当以养阴清热泻火为主，肺胃兼治。中期当统用养阴、益气为主，若见大饥大渴则谨防寒凉太过，顾及脾胃。末期则应针对阴阳俱虚证候相应施治。

据水虚不制火的病机，以养肾阴为主法，但肾阴亏及于肾阳，则也当兼顾肾阳。水要升，火要降，方能水火既济，当用桂附蒸动阴水，以生升津液。金匮肾气丸为益火蒸水之剂。寒之不寒是无水也，壮水之主以制阳光；热之不热是无火也，益火之源以消阴翳。后期阳气虚衰，不能蒸动肾水，当温阳以蒸肾水，此时清热降火之剂当慎用，忌用苦寒直折之品。根据“壮火食气，气食少火……少火生气”、“气能化水，火能耗水”的论点，应当重用参芪益气诸品。

一般中晚期患者常用下方：

生熟地各30克　天麦冬各12克　党参30克　当归9克　山萸肉12克　菟丝子30克　玄参12克　黄芪30克　茯苓12克　泽泻12克

阳明热甚尚口渴者加白虎汤、川黄连以清胃之浮火。余如石斛、花粉、葛根、乌梅、五味子诸品可随证选用。

末期阳虚者可用金匮肾气丸之类，其中桂、附可各用至9克。腹胀加厚朴，腹泻者茯苓、泽泻增量，去生地，熟地减量。兼见高血压者加杜仲、牛膝，控制饮食甚为重要。大量地黄剂可减少食量。有冠心病者加瓜蒌、薤白、半夏。

古人虽有上、中、下三消之分，但在临床上往往三焦俱病不易划清，本以上治则即可。

附病例简介

张某：男，49岁，军人。

1971年发现糖尿病，查尿糖（卌），血糖232毫克%，有多食多尿、口干口渴等症状，诊其脉数，苔薄白。辨证属消渴，治法采用滋阴清热，益气生津法，方用：生石膏18克，熟地45克，当归15克，菟丝子30克，党参30克，玄参12克，枸杞子15克，天麦冬各9克，川连6克，乌梅12克，泽泻12克，花粉12克，红人参9克，每日一剂水煎服，共服30余剂上述症状消失，血糖下降为156毫克%。连用药四个月无何自觉症状，再查尿糖（±），血糖下降为136mg%，为巩固疗效制成片剂继服。

论五苓散功用

《伤寒论·辨霍乱病脉证并治法》曰:“霍乱头痛发热身疼痛，热多欲饮水者，五苓散主之。寒多不用水者，理中丸主之。”是以欲饮水与不用水以别寒热而定二方之取舍，其用义则尚易知，而《伤寒论》所论之霍乱是否与现代之霍乱相同？然其吐泻伤津则同，而五苓散如为利水之专剂则吐泻既已伤津，何能再用利水之剂以重伤其津？以此可以证明五苓非纯为利水之剂，而是恢复脾胃正常之功能。仲景云:“阴阳自和必自愈”，以此可知“阴阳不和必不愈”。

《内经》以阳明为市，太阴为使，是说脾主输运而为胃行其津液。《素问·太阴阳明论》云:“脾病而四肢不用何也？岐伯曰：四肢皆禀气于胃，而不得至经，必因于脾，乃得禀也。今脾病不能为胃行其津液，四肢不得禀水谷气，气日以衰，脉道不利，筋骨肌肉，皆无气以生，故不用焉。”以上说明人之饥渴，虽表现于口腹，而饥渴实由于周身组织需要补充营养。然饮食虽由口入腹，但不能直接至于诸经，必须经过胃之腐熟，脾之机能失常，则胃不能将饮入之水输脾归肺注脉而致运化失常。五苓散为中焦淡渗健脾之剂，能恢复脾之功能，使脾阳振则吐泻止，而小便始利，非小便利而吐泻方止。多饮暖水，是补充失去之体液，以涤血中之余邪。五苓散加人参名春泽汤，盖取古诗“春水满四泽”之义。正如《素问·经脉别论》所云:“饮入于胃，游溢精气，上输于脾。脾气散精，上归于肺，通调水道，下输膀胱。水精四布，五经并行”。以上是言正常之生理，以此可以说明当生理功能恢复正常时，则使失去之体液得以补充，有害之水邪得以排除，可证五苓散之作用在于恢复上述功能。

前人以五苓散能利水，遂认为五苓散为利水之专剂，而未能知五苓散之全能。五苓散证之“渴”与“小便不利”，是因不能水精四布则渴欲饮水，不能下输膀胱，膀胱无水则小便何由而利？渴与小便不利，皆非膀胱蓄水所致，而五苓散亦非专于利水，五苓散能以有用之水代谢有害之水。有人误以水入则吐之水逆证是胸中蓄水，其实是胃中蓄水方能水入则吐。如为胸中蓄水不但不能水入则吐，而亦非五苓散所能治。五苓散主治水逆证，即水入即吐之病，但不能治胸中之留饮、悬饮、支饮。对此应明确认清。古人所称之水逆为胸中蓄水，乃胸胃名称之误。《血证论》曰：“水邪不去则水阴亦不能生，故五苓散去水邪而即能散津止渴，并能发汗退热，以水邪去则水阴布故也。然水阴不滋，则水邪亦不能去，故小柴胡通达津液而即能下调水道”。小柴胡者今多以其为和解之剂，但古时《本草经》载明：柴胡药效为推陈致新，能行肠胃中结气。故有通达津液，下调水道之功。水阴滋，水邪去，是并行而不悖，而非有孰先孰后之分。五苓散之用白术重在健脾，脾健则水去而津不伤，脾虚则水去而津伤。因于脾虚，不能输精于肺，则水精不能四布，故渴；若不能下输膀胱则小便不利。若水直驱膀胱，则小便自利，大便反硬。桂枝附子汤条后的自注“若其人大便硬，小便自利者，去桂加白术汤主之”可证。以此可知五苓散不但利水止渴，而对小便频数者亦能止，曾治一患者范某，小便一日七八次，服五苓散后减为一日三次。

呕吐后渴是伤津液，故渴急予饮水已足以止渴，何以再用苓、术。而苓术究是生水还是利水？正如柯韵伯所云:“本方治汗后表里俱热、燥渴烦躁不眠等证，全同白虎。所异者，在表热未解及水逆与饮水多之变症耳。若谓此方是利水而设，不识仲景之旨矣。若谓用此以生津液则非渗泄之味所长也”。饮入之水是有形之水，而止渴者是无形之水，无形之水是由有形之水运化而来，苓、术非止渴药，而五苓散用苓、术而能止渴者，是恢复了脾肺运化之功能使然。

五苓散是健运中焦，促进脾之吸收，肺之布散，化有形之水为无形之水，补充体液中因吐泻而消失之水，排除经过吐泻后所残留之废水，既非专于利水，亦非专于止渴，但其功用既能利水亦能止渴。

谈表证

临床常见表证，应从表解，即从汗解，常因处理不当而延误，甚至发生变证。由于表证有各种不同的原因，治法也就不同。

1. 风寒暑湿燥热六气以生万物，六气本不为病，而人如不御严寒，不避酷暑，则亦能为病，是“以人找病”。这种表证虽是有恶寒、体痛等表证的表现，但无表邪，因六气本不病人而人自犯六气，这一类有表证无表邪者，通过调节人体功能和其营卫，则汗出热退即愈。

2. 风寒暑湿燥热失其正变为六淫，则害万物，而人虽深居密室不出户牖，亦难避发病，而且不分老幼，沿户传染，甚至死亡。这种表证，虽与前者现证大致相同，所不同者是既有表证，又有表邪（如细菌、病毒等），因此治法亦不同，非单独发汗所能愈。第二种情况古名为温病，俗名热病，即现在之传染病，为既有表证，亦有表邪热病，必须清热。热盛则伤阴，故须养阴；有表邪必须解毒；热盛则血浊，浊则邪不易分利，故当养阴以稀释血液。若排毒而不解毒,则徒伤正气,解毒而不排毒,则邪留体内。必须清热养阴与解毒排毒同时并举,方能无弊。然而细菌、病毒以及原虫等病原体,是否应归纳在六淫范畴里,当今颇有争论。此有待探讨。

发热的治法

发热是证而不是病，为多种疾病所共有，故发热不能离开多种疾病而单独地自成一病，必另有每病的原因所在。高热是这样，低热亦莫不如此。

发热既为各病所共有，则发热的原因千头万绪，而非一端，故治无定法，则如何处理颇费思考，归纳起来可分为内伤发热与外感发热两大类。外感发热表现在鼻，内伤发热表现在口。外感发热贯彻病之始终，内伤发热时有轻重。阳盛则热，阴虚亦热，邪气盛则实，精气夺则虚。有邪为实，无邪为虚。新病多实，久病多虚。治外感去其所本无，治内伤复其所固有。据此施治，似乎不难，但发热既为多种疾病所共有，则原因复杂，治疗并非容易，发热既不能脱离疾病，自为一病，那就必然要附有各病的主要证候出现，既有主证表现亦就非无迹可寻，若能掌握主要矛盾，则治疗亦并不难。

人生以“形脏四，神脏五”为基础，而依内营、外卫以生存。内营者即天食人以五气，地食人以五味，以养五脏六腑四肢百骸，名为升降出入，推陈致新，凡人体应有之物质不可缺少，缺则为病；非应有之物，不可加，加之则亦为病。故每当异物侵犯人体时，则体内功能立起自卫作用，以排除之，是为外卫。当此之时，体温或多或少必然增高，是为发热，热是正气抗邪之自卫作用，正胜邪则热退，不胜则不退。必待医药以助之。多种疾病，虽发热原因不同而表现于营卫相同。

风、寒、暑、湿、燥、热（火），得其正则为六气以养人，失其正则为六淫以伤人。故仲景有“风气虽能生万物，亦能害万物，如水能浮舟，亦能覆舟”之喻。饮食起居情志劳逸莫不如此，清代尤在泾说：“无形之邪，入结于脏，必有所据；水、血、痰、食皆邪薮也”，是言无形之邪必附于有形之体，而各种病邪皆能附于水、血、痰、食之间，当邪正交争之时如风吹柳，如鱼吞钩，必有迹象表现，是为证，而发热则是症状之一，每当邪正交争之时，由于身体功能自卫反映，体温、血象、脉搏必有改变，这种改变外感内伤均能引起，故发热原因绝不单纯，必须观其脉症，找出主要原因，有主因必有主证，先察因，再治证，即《内经》所说“先因伏主”。何谓主证？如泻心汤（证）之心下痞为主证，柴胡汤胸胁苦满为主证，麻黄汤以无汗恶寒为主证，桂枝汤以汗出恶风为主证，葛根汤以项背强为主证，等等，既要辨主证，又要辨出主证中之主证。如自利呕吐，四肢逆冷、脉微细、何以有时用四逆汤，有时用吴茱萸汤，盖四逆汤以自利为主证，以呕吐为副证，吴茱萸汤以呕吐为主证，以自利为副证，吴茱萸汤有心下逆满，四逆汤则无此证，四肢逆冷、脉微细、下利呕吐是两者之共证，心下逆满是吴茱萸汤所独有之个证。又如胃溃疡既可用甘草泻心汤，亦可用一贯煎，或逍遥散。盖噫气、泛酸、肠鸣、下利者矛盾在胃，故用甘草泻心汤；舌赤无苔脉弦善怒无酸者，矛盾在肝阴，故用一贯煎；焦思苦虑、废寝忘食病由肝郁，故用逍遥散，是病同而因不同而治亦不同。同为浮肿，腰以上肿则发汗，腰以下肿则利小便，所谓同病异治者此也。宋代庞安时所著《伤寒总病论》有交厥阴之说，《素问·玉版论要篇》说:“揆度者，度病之浅深也。奇恒者，言奇病也。请言道之至数，五色脉变，揆度奇恒，道在于一。神转不回，回则不转，乃失其机”。以上两条理论最关重要。平人正气运行有恒一之规律，故奇则为病，恒则不病，病则失去生理机能之恒。平人正气运行之规律，由内而外始于厥阴，终于太阳，是言其恒，病则自外而内由太阳始，是言其奇，奇则打乱正气运行之规律倒行逆施，故曰“回而不转”。《伤寒论》所论之六经是从病理言之，《内经》是从生理言之，庞安时所说交厥阴是说病后必须使正气运行之规律恢复正常，而交厥阴则阴阳自和必自愈。柴胡剂为交厥阴之主方，桂枝汤是和营卫之要剂。营卫为气血之源，气血乃营卫之体，营卫之源来自中焦，若饥饱劳役，伤及脾胃则必影响营卫而发热。东垣补中益气之类是内伤发热之主方，至于杂病如黄疸、疟疾、中暑、虚劳、痢疾各病均有专证专方。陈无择关于六神散云小儿热止复热，世医到此尽不能晓或用凉药或再解表或谓不治，此表里俱虚，气不归元而阳浮于外，所以再热非热证也，宜此汤和其胃气则收阳归内而身凉矣。据此则四君等剂，为收阳归元之剂可知。

病案举例

1957 年在北京儿童医院协作时，治一田姓儿，方 1 岁，患脑炎高热不退，神昏痉厥，病儿床下置巨冰一块，另以冰囊敷其头部，复以冬眠灵使其沉睡，但儿醒时痉厥即作，高热如故，邀余会诊，凡安宫牛黄、局方至宝、紫雪、白虎及清热解毒滋阴增液等剂均用之不效，查其舌赤烦躁，遂以黄芩黄连阿胶鸡子黄汤治之，服后热退病愈。同时有高姓女童，年 9 岁，同患脑炎，高热痉厥，未至昏迷，再用前方毫无效果，以其口苦舌赤脉弦细而数，遂改用一贯煎数剂乃愈。病儿病同因同而用药不同，以其一为少阴、一为厥阴，病同而位不同，证不同故法不同，是谓同病异治。

一 2 岁男儿发热不退年余，约予会诊。其脉细弱无力，面色㿠白，舌质淡，二便调，乃脾虚所致。用陈无择银白散为汤治之获愈。

李女，15 岁，突患腹泻发热，全身乏力，骤然贫血，血红蛋白下降为 4 克，输血数次，屡输屡降。转院数处均未确诊，乃回京就医。其脉数而无力，食减，面色苍白，神疲乏力，先后以柴胡桂枝汤及小建中汤治之，热退能食，体力亦增，面色红润，血红蛋白素增至 11 克而愈。

杭某，年 40 余，患发热高达 38℃，每数日一发，反复发作九年之多，屡治无效，按《伤寒论》厥热互作之理，投四逆散、乌梅丸治之而愈，不再发作。

张某，50 余岁。患胃痛自利，经某医院治之无效，就余诊治。查其脉沉无力，舌苔薄白，心下痞痛，与甘草泻心汤，嘱服三剂，持方即归。自检体温为 39℃，乃问该药是否仍可服，答可以照服。服后汗出热退痛止病愈。

曾治一妇科患盆腔炎久热不退者,服温经汤数剂而热退。另一妇,患发热,曾用西药治疗无效。查其口腔前阴均有溃疡,乃狐惑病之故,仿甘草泻心汤治之而热退。

焦某,年50余,因患胃穿孔而手术,手术后发热不退,舌赤红无苔,烦渴,无汗不恶寒,大便闭,脉数无力。以其术后伤血,血虚不能作汗,以归芍饮加生地茅根等药,以资汗源,汗出而热退。

肖某,9岁,发热咳嗽头痛,咽疼半月余,初与辛凉解表作感冒治之,而热不退,乃赴儿童医院,查血白细胞为14000/立方毫米,体温38℃,并作结核菌素试验(-),复请余诊。查其舌苔白如积粉,脉数无力,面色发白,以三仁汤加减嘱服三剂。归家后服药时已中午十一,当即呕吐无遗,继服二煎,下午三时吐泻交作,遂又服第二剂,药后未再吐,热退病愈。

根据以上数例说明发热是人体对疾病的自卫反应,是证而不是病,欲治其证,当治其病,找出主要矛盾,因势利导,则汗、和、下、消、吐、清、温、补诸法均可治之,而无恒定之法。

小儿肺炎证治

对肺炎证候的认识

根据小儿肺炎的临床证候,如发热、咳嗽、气喘、鼻煽等症状,可从中医文献里见到有类似的记载。如《素问·藏气法时论篇》云:"肺病者,喘咳逆气,肩背痛,汗出"。《金匮要略·肺痿肺痈咳嗽上气病脉证治》

云:"咳而上气，此为肺胀"。《医宗金鉴·幼科杂病心法要诀·喘证门》记载"火热喘急"等。这些症候都和小儿肺炎症状颇相近似。近代许多医家，因为肺炎一症好发于冬春两季，而将之归属于风温范畴。风温证的描述，大多符合肺炎症状，如陈平伯《外感温病篇》云:"风温为病，春月与冬月居多，或恶风，或不恶风，必身热咳嗽烦渴"。风温初起，以身热、口渴、自汗、恶寒、咳嗽等证为主，其病机重则逆传心包。至于冬温，则是发生冬季的新感温病。冬温与风温同为新感，证型亦相近似，均能包括小儿肺炎。

对病因和病理的认识

小儿肺炎的发病原因，从中医文献研究和临床实践体会来看，虽属于外感疾病，而机体内在因素也是很重要，这正如《内经》所说的"邪之所凑，其气必虚"。特别是严重病例，久治不愈者以及死亡病例，平日多有不同程度的营养不良、佝偻病、先天性心脏病等。由于肺炎多发于冬春，故对外因一般归纳为风寒与风温两大原因，临床体会，大多属于风温。但风寒外束，腠理壅遏不通，肺气郁闭，宣降失宜，其气上逆，亦能导致喘咳，其现证虽与风温似同，而病因实异。

小儿肺炎病理生理机转由于肺气郁闭，不能行其清肃通降之令。《素问·至真要大论篇》云:"诸气膹郁，皆属于肺"。"膹郁"，张景岳解释说:"膹，喘急也；郁，痞闷也"。因为肺主一身之气化，通调水道，下输膀胱，故以下降为顺，上升则逆。若病邪闭阻肺气，致使肺金清降失权，其气势必上逆，出现发热、咳嗽、气急、鼻煽等症状。叶天士说"温邪上受，首先犯肺"，指出风温病机的传变，首先就是犯肺。肺气既因外邪郁闭，水液之气化失权，以致水液留滞肺络，变而为痰；如果风温之邪不解，或寒邪郁而化热，均能烁灼津液而变为痰。痰随肺气上逆，所以发生咳嗽痰多，甚至痰鸣漉漉。可见痰和喘咳在病理机转上有其密切关系。气逆即能导致痰涎上壅，而痰盛也能引起气逆喘咳，二者是互为因果。《素问·灵兰秘典论篇》云："心者，君主之官也……肺者，相傅之官，治节出焉"。故肺病当能累及心病。心主血，肺主气，肺气郁闭，血流则不畅，临床常见病重患儿有颜面苍白或青紫，口唇和指甲发绀等血瘀气滞现象，严重者则发生心力衰竭。肺开窍于鼻，若肺气闭塞，清气不升，则清窍不通，啼哭不见泪涕。肺司呼吸，鼻为呼吸出入之门户，今肺为风寒所郁闭，为热邪所郁蒸，故致鼻翼煽张。肺合皮毛，皮毛受邪，邪气从而传其所合，所以外感风寒或风温之邪，则肺先受伤。而外邪犯肺，邪正相搏，皮毛失于开阖，故发生发热恶寒。由此可以理解小儿肺炎临床所见症状，皆属于肺气郁闭，不能行相傅之职能，肺窍为之不利，皮毛失于开阖，因而发生发热、喘咳、鼻煽、发绀、涕泪闭塞等病象。

对辨证与诊断的认识

肺炎是肺金受邪，入里、入脏及入血分之病。既名肺炎，说明邪已犯脏，病势必然日益加重。即使轻型肺炎之初期，也属肺热里实之病症。小儿肺炎的临床一般共有症状，已如上所论。但由于感受之邪有浅深，病机有外达内陷之传变，病情有轻重，病期有早晚之不同，故临床上有各种不同证候表现。经过文献的探讨和临床的体会，将临床证候归纳为四种类型。

1. 肺热里实型 本型乃初感受邪，是因温邪上犯而成。因热邪炽盛，肺受熏迫。肺与大肠相表里，与阳明同属燥金，肺热若移肠，则现阳明证候，其表现为身发高热，鼻塞流涕，口渴引饮，烦躁不宁，面色红赤，唇干鼻燥，有汗或无汗，咳嗽气急，痰盛或痰多黄稠。严重者则胸膈胀满，精神闷乱，胸腹热甚，大便秘结，或热结旁流，小便或短赤，舌苔白或黄燥，舌质红绛，脉象滑数，或浮数，或弦大而数。

2. 热盛伤阴型 本型实质是邪盛。由于热邪闭肺，烁灼津液，生痰作喘，治不及时，变化多端。或因本体素弱，热邪闭肺，更易形成邪盛正衰，热盛伤阴。临床表现为壮热神昏，狂言烦躁，喉有痰声，胸高气急，涕泪俱无，两目上窜，肢体抽搐，颈项强直，四肢厥冷，面色潮红或青紫。或咳嗽痰盛，身热无汗，午后及夜间热甚，手足心热。舌苔黄燥，或淡黄，舌质赤绛，脉多细数而疾促。

3. 病久阳衰型 本型实质是正衰，而邪未退。由于热邪毒盛，伤阴及阳；或体质素寒，邪伤正气而显阳衰之证。此型病况危重，气息微弱，呼吸浅表喘促，神倦，肢体不温，有的体温不升。脉细弱，舌质淡。有的见心力衰竭。

4. 邪退正衰型 本型实质是邪退正伤。病后期邪退之际，正气已伤，体力未复。低热，轻咳，肺啰音不消，神倦，纳呆，脉数无力，动则心悸，自汗。

肺炎的治疗法则

小儿肺炎属于温病范畴。温病学说，是在《伤寒论》辨证论治的基础上的进一步发展与提高。然而温病与伤寒在治疗方法上各有所长，亦各有所短。伤寒家长于发汗，而短于清营解毒；温病家长于清营解毒，而短于发汗。以治温病而论，若发汗而不清营解毒，则有汗出辄复热，不为汗衰，有徒伤其正之弊；若清营解毒而不发汗，则邪无出路，病势会加剧，重者有逆传心包之弊。因此，将这两门学说的辨证与治法融会贯通起来，对小儿肺炎的辨证施治就更为细致。

肺炎既然属于温病，故治疗肺炎时，一般都主张以卫气营血作为辨证论治手段。叶天士卫气营血的辨证论治，就是说温病在卫分，见发热、恶寒、无汗等现象时，应以辛凉轻剂发汗，使邪从外解，药宜清轻，过重则过病所，非但不能解表，反而引邪深入。温病在气分，由于温病在卫分不解，传入气分，见气分热炽等证候。此时则用辛凉重剂以泄热保津。若成里结，则以苦辛咸寒通降法以通阳明腑气。温病在营分，由于温邪在气分不解，使入营分，治以清营转气。若气血两燔，又必须气营兼治。温病在血分，"直须凉血散血"（邪在血分治法比较复杂，证候比较危重）。叶氏卫气营血的辨证施治，诚然是温病理论学习的基础，是温病临床治疗的指南，但对卫气营血用于治疗小儿肺炎笔者也有一些新的体会。这些体会包括卫气营血与肺炎的证治，上工治未病与肺炎的证治，阴阳交与肺炎的证治。

（一）卫气营血与肺炎的证治

《灵枢·热病》云："热病三日而气口静，人迎躁者，取之诸阳，五十九刺，以泻其热，而出其汗，实其阴，以补其不足者"。朱武曹在点评《温病条辨》时指出："实其阴以补其不足，此一句，实治温热之吃紧大纲。盖热病未有不耗阴者，其耗之未尽则生，尽则阳无留恋，必脱而死也。真能体味此理，思过半矣"。根据经文及吴氏之说，说明热病未有不伤阴者，故治疗热病，用辛凉泄热的同时，必须伍以甘寒，以补其阴，凉其营血。清·周学海云：“温毒起手，须用凉散，接手即宜苦寒以化之，咸寒以润之，甘寒以补之”。又说：“至于温疫……初起即在血分”。亦是指出治疗温病及时照顾凉营育阴。肺炎既属温病，亦因温毒所感染，而易伤阴。且临床接治肺炎时，绝大多数病儿的发病日，都在三日以上，其严重病例与死亡病例多在五、六日以上。况且肺炎是肺脏本身有了实质性病变，其邪传变迅速，此时病已入营血。此时治疗，必须乘其邪势未盛之时，发汗透表，清营解毒（如麻黄、杏仁、石膏、甘草、连翘、银花、丹皮、生地及局方至宝丹药）同时并进，半渡而击之，可收事半功倍之效。陆九芝对叶氏用药过于轻淡曾加以批评。因为病之现象，往往落后于本质，若拘于“开门揖盗，引邪入里”之说，则温邪传变迅速，必致表里俱实，热盛伤阴，甚或由轻转重，由重至危，终至无法抢救。故肺炎早期治之也必须清营解毒佐以发表，分泄其邪奏效乃捷。

（二）上工治未病与肺炎的证治

从卫气营血论肺炎的辨证论治，已经涉及到“上工治未病”。上工治未病，在《金匮要略·脏腑经络先后病脉证治》云：“问曰：上工治未病，何也？师曰：夫治未病者，见肝之病，知肝传脾，当先实脾”。仲景以肝病治法来举例，开宗明义说明治病须要防止其传变为之预防。《难经·七十七难》亦持此说。然上工治未病之文，并见于《灵枢·逆顺》：“上工，刺其未生者也；其次，刺其未盛者也；其次，刺其已衰者也。”这段经文的意思，是说治疗疾病，应在疾病尚未发生以前治之，或者已经发生而没有严重以前治之，或者由严重而快将衰减之时治之。古人治未病是治病之本质，即“治病必求其本”的精神。根据中医理论与临床实践的体会，小儿肺炎，特别是病毒性肺炎，必须以治未病的精神防止病机恶化，用药处方必须重在治“本”。肺炎临床表现，固然有不同证型，而治“本”之法则始终不变，不过依据不同证候而损益之，并非一证一法。因为今天有条件认识到肺炎病机在肺，而因细菌或病毒感染。因此对肺炎的治疗必须面面考虑，不失病机，迎头赶上，切断病程，以期轻者得以早愈，危重者得以转安，则不违反上工治未病之精神。

“温邪上受，首先犯肺，逆传心包”，如果病势及早控制，防其深入，则肺炎的病期或死亡率会相应缩短和降低。如初期时，一开始即给于麻杏石甘汤加味，辛凉宣透重点治肺，并适当加用安宫牛黄丸或局方至宝丹控制抽搐昏迷等心脏的症状出现或深入，将病控制于早期，防止进入危重阶段，只要辨证准确，可事半功倍。

（三）阴阳交与肺炎的证治

《素问·评热病论篇》云：“有温病者，汗出辄复热，而脉躁疾不为汗衰……病名阴阳交，交者死也”。又曰：“今汗出而辄复热者，是邪胜也”。张隐庵对这条注释说：“阴阳交者，谓汗乃阴液，外出于阳，阳热不从汗解，复入之阴，名曰阴阳交，交者乃正不能胜其邪，而邪复伤其正气，故为死证。”章虚谷曰：“阴阳之气本来相交而相生者，今因邪势弥漫，外感阳分之邪，与内发阴分之邪交合为一，而本元正气绝矣，故病名阴阳交，交者死，非阴阳正气之相交也”。章虚谷之解释阴阳交与张隐庵之解释阴阳交虽稍有出入，但认为阴阳交为正不胜邪之死证乃相一致。清·莫枚士在论“阴阳交并”一文中说：“阴阳交并二者，乃热病表里俱实者之诊法也。其表里俱实而复相连互曰交，续自分清曰并……故交者皆死，并者皆生”。莫枚士的论点，是本着《灵枢·热病》所曰“热病已得汗而脉尚躁盛，此阴脉之极也，死；其得汗而脉静者，生。热病者，脉尚盛躁而不得汗者，此阳脉之极也，死；脉盛躁得汗静者，生。”莫枚士根据这两节经文来说明阴阳交者则死，续自分清者则生，但不曾提到如何治疗阴阳交证。阴阳交证，一为汗后脉躁，阴虚之极，此时若以甘寒育阴为主（如增液汤、清营汤、生脉散），同时佐以泄热解毒（如白虎汤、局方至宝丹）以期扶正祛邪；一为脉躁无汗，阳盛之极，此时若以辛凉泄热为主，同时佐以清营解毒（方义同上），以期驱邪扶正。因此，治疗阴阳交必须辛凉泄热、清营解毒并举，使邪无容身之地，然后才能达到邪正分清，邪去正复。小儿肺炎危重的，从临床所见，正是阴阳交证中之一种类型。前人虽有上述论点，但今日体会，阴阳交是邪正混搏交结之意。古人认为续自分清则生，我们认为需要人为地使其分清则生。危重的肺炎持续高热，或汗后热不解，或高热无汗。对这种类型肺炎从阴阳交方面体会，灵活运用辛凉泄热、清营解毒的治疗方法，确乎能提高临床疗效。

综上所论，肺炎乃属温病，温病乃由温毒所感染，而风温首先犯肺，温病初即伤阴。且肺炎之病位在肺，邪已入营血。因此，治疗肺炎应辛凉泄热、甘寒凉营、芳化解毒综合运用。至于随证加减，仍不能离开病之本质。从肺炎临床体会，《内经》先因伏主之说与上工治未病之精神，在治疗温病上尤有指导意义。

病案举例

例一：李某，1岁半。

患儿咳嗽，痰盛，发烧1周，因气喘鼻煽1天入院，检查：体温39℃，呼吸60次/分，精神差无汗，舌薄白苔，脉浮数，两肺听诊广泛中细水泡音，心率160次/分。胸透：右肺下野炎变。诊断：肺炎。辨证：风温犯肺。治则：清热解毒，辛凉透表。方剂：用麻杏石甘汤加味：麻黄3克，杏仁9克，甘草6克，生石膏12克，银花6克，连翘9克，桔梗6克，芥穗12克，鲜芦根30克。

治疗经过：入院第2天，身热退（体温36.7℃），精神好转，咳喘减轻，痰减少，食欲不振，舌苔黄白垢腻，表邪已解，余热未尽。前方去芥穗，加枳壳12克。第3～4天体温正常，咳喘继减，食欲渐增，舌净，脉缓，宜辛凉轻剂，以奠其后，用桑菊饮加减，第6天痊愈出院。

例二：王某，男孩，7个月，1960年1月8日入院。

患儿因咳嗽，发烧四天，（最高体温39.5℃）伴有喘憋，时作呕而入院。检查：体温39.5℃，呼吸52次/分，面赤，时烦躁，嗜睡，点头呼吸，三凹征明显，口围青，舌根部有少许白苔，脉浮数，心率132次/分。胸透：右胸内带片状阴影，左侧心缘旁有片状阴影存在。诊断：肺炎。辨证：表里皆热。治则：清热解毒，辛凉透表。方剂：麻杏石甘汤加味：麻黄3克，杏仁9

克，生石膏15克，甘草6克，丹皮6克，竹茹12克，鲜芦根30克，花粉9克，黄连3克，水煎服。

治疗经过：入院第二天，仍身热、咳嗽、气喘，嗜睡有好转，呕渐减，惟大便干，舌赤苔黄，脉稍浮数，前方去花粉、黄连，加瓜蒌仁9克，紫雪丹1.2克二次冲服。入院第3～4天精神好转，大便已解，仍气促有痰，发热，舌质红无苔，脉仍稍弦数，前方去紫雪丹、瓜蒌仁，加浙贝6克，橘红6克，第5～6天身热退，稍有喘，气粗有痰，苔薄白，脉缓，证属表邪渐解，余热未清，宜清热豁痰，方用鲜芦根30克，桃杏仁各9克，冬瓜仁9克，苡仁9克，甘草6克，桔梗9克，杷叶6克，川贝6克，橘红6克。7天后舌净脉缓，精神食欲转佳，两肺已无啰音，惟稍有微咳，拟桑菊饮加减2剂，出院带回随服。

咳喘的治疗

中医历来论咳嗽：分为暴嗽、久嗽、冷嗽、热嗽、五脏嗽、上气咳嗽、食积咳嗽、肺燥咳嗽，以及肺痈、肺痿、肺胀、支饮、风水等；后世归纳为外感、内伤两类。

祖国医学认为肺为清肃之脏，喜温而恶寒，喜润而恶燥。其病理为：外感风邪舍于肺，其人即咳。肺主皮毛，开窍于鼻，外邪侵入皮毛鼻孔而犯肺，此为病从外受。另外寒饮内受，伤肺亦致咳喘，此乃饮冷寒食入胃，从肺脉上至肺则肺寒，肺寒则内外合邪致病，故曰："聚于胃，关于肺。"肺主呼吸，五气入鼻归于肺。

故凡无形之气、有形之味及辛辣燥烈之嗅，皆能直接犯肺，反之肺部之邪也能由呼吸、汗液排泄于外。但肺感邪后即不宣达，鼻塞不通，腠理不开，肺邪不得外泄。此时必须宣达肺气，开发腠理使“濈然汗出而解”。从理论与实践中得知，寒邪、热邪、水邪皆能致喘，而三者又能互相转化。表寒不解则郁而化热，汗出不彻则水停心下，水遇热则化气，气遇寒则化水。麻黄功能宣肺发汗，通过汗出，肺气宣达而腠理开，发汗之目的在于泄热、泄水、排毒。故凡因无汗所造成的病，大多可用麻黄治之。但用麻黄取汗，也会给临床带来新的问题。若阳虚水盛者热必少，发汗不仅泄水而热也随之散发，使阳气更虚，甚者造成亡阳。故必须佐以温阳之剂，如麻黄附子细辛汤，既能泄水，又能温阳，而不伤阳气。若热盛者，水必少，发汗泄热时，水也同时随之排出，甚者造成亡津液。故在用越婢汤、麻杏石甘汤等时，不但宜重用凉药配伍以助其清热之功，而且宜佐以甘寒养阴之品以增津液。盖喘咳之症在临床上治疗时，不仅需发汗，还应化痰、逐饮、利水。因气体由呼吸排出，液体由汗和小便排出。肺为水之上源，膀胱为水之州渎，喘者服麻黄，若汗出，则邪由汗解，若不汗出则小便增多而由下泄。

治喘应分辨虚实，“虚喘在肾，实喘在肺”，“有邪为实，无邪为虚”。所谓邪者，指人身之“本无”，如风、寒、暑、湿、燥、火、饮食以及尘埃、毒气等。所谓虚者，指人身之“固有”，而非以上诸邪，只是五脏六腑本身正气虚损以及疲劳过度、病后体衰等。所以中医书中有“治内伤复其所固有，治外感去其所本无”之说。

治疗总则是皆须宣肺，新感者宜清散，久病者宜温化。急性喘咳，多由外邪侵犯，重点在祛邪。慢性者多由正虚体弱、邪恋不去所致，老年尤甚，重点在扶正。平素不发作时，应固表扶正以防外感。病发作时祛邪以治标，喘止咳停则应补正以治本。正虚邪盛时标本兼治，扶正以祛邪。始终重视治痰。

（一）外感咳喘，大致分为风寒、风热两大类。

1. 风寒喘咳　为麻黄汤证，以发热，恶寒，无汗而喘，脉浮紧，头痛，体痛，骨节疼痛等症为主，其主要证状为无汗。而麻黄汤之作用即在于发汗，如汗得出则身觉温暖，恶寒消除，余证皆随之而解。但是，若感冒而不恶寒，体不痛或脉沉弱者则不可用麻黄汤类方剂。若麻黄汤证兼见项背强急者可加葛根。

2. 风热或风温咳嗽　如麻杏石甘汤证，可用麻杏石甘汤或越婢加半夏汤。治疗多用辛凉方剂，但桑菊饮类不如麻杏石甘汤类疗效显著。因麻黄不仅取其发汗，且能开达肺气，再重用生石膏，更能急清肺热以定喘，麻黄乃治喘之要药，临床见到重症喘者用麻黄，有的能止喘而不见汗，有的使尿多而邪从尿利下。凡属新感暴喘或久病急性发作表现高热、咽痛、口渴、脉数，以及肺炎等急性传染病，均以本方合增液汤加银花、连翘、板蓝根、川连等药急清其热，可以缩短病程。

另外，小儿顿咳，乃热邪袭肺犯血，咳嗽逐渐加剧，呈痉咳，日久不愈可转致肺炎或脑病等危候，表现痉咳顿作，面赤胸闷，气憋欲死，咳息吸气时可出笛声，痰稠不利，眼睑浮肿，日轻夜重。此不可轻视，当急治之，宜清热宣肺凉血，麻杏石甘汤加白茅根、生地、白芍、丹皮、百部、生侧柏叶、胆星，危重者可加局方至宝丹。据老友黄坚白医生谈油炸蚱蜢及油炸麻雀均有验效。

（二）慢性咳喘，虚证居多，其中也兼有实证，但为数不多。多为老年病、久病、职业病。久病必虚，但本病非完全纯虚。在治疗时，重点在于补虚或补正祛邪。但此与肾不纳气纯虚之喘本质不同。

1. 轻性痉挛性咳嗽　痰粘稠不易咯出，并气逆上冲，或咳声嘶哑者，麦门冬汤加厚朴杏仁栝蒌汤治之。

2. 湿性痰饮性咳嗽　略有浮肿、贫血、手足易冷、小便自利，无发热恶寒头痛肢酸之表证，故不用小青龙汤，可用苓甘五味姜辛汤。

3. 胃咳　心下痞塞，胁下坚硬，大便秘结，频发咳嗽，各药无效者可用大柴胡汤下之，此即“腹满而喘病在胃”之证。

4. 酒湿咳嗽　酒客嗜酒日久，多于秋末冬初咳嗽兼见胸背胁腹挛紧而恶寒。用桂姜草枣黄辛附汤治之，年老者尤多用之。

5. 脾虚咳嗽　平素胃肠虚弱，咳嗽日久不愈者用六君子汤补之。虚弱小儿，脾胃虚弱易感冒而咳嗽不止者，以小建中汤加味治之。

6. 肾燥脾湿咳嗽　上嗽下利，胃纳不振，黑地黄丸治之。

7. 火郁干咳　火郁干咳而无痰者，先以逍遥散发之，继以清燥救肺汤补阴清肺。

8. 喘息（亦即哮喘）　以小青龙汤为主方，夹有热象者小青龙汤与麻杏石甘汤合用。脉微细恶寒嗜睡者麻黄附子细辛汤加黑锡丹治之。

9. 支气管扩张咳嗽　以千金苇茎汤、小陷胸汤、甘桔汤、葶苈大枣泻肺汤化裁合剂治之。

10. 肺源性心脏病之咳喘　主以真武汤合麻杏石甘汤加唐氏参苏饮治之。浮肿甚者加消水圣愈汤。兼见肝大腹水者以真武汤、越婢汤合剂加活血、利尿剂治之。

11. 心咳（即肺气肿咳喘）　咳喘多年，胸闷气短咳逆倚息，胸呈桶状，指端粗大，偶咳兼心痛，中医旧名心咳，即现代医学之肺气肿。乃因其多兼见心虚证象，宜用清·王旭高心咳汤治之。

临床对咳喘辨痰施治，亦为常用方法。

1. 痰黄者新感或旧病新发作者，均可用麻杏石甘汤合增液汤加金银花、连翘等清热解毒药。

2. 树胶液状稀痰，听诊为湿性啰音者，小青龙汤主之，烦躁者加生石膏。

3. 稠痰：喉中水鸡声，听诊为干性啰音者，宜射干麻黄汤。

4. 稀稠混合痰而听诊为混合啰音者，厚朴麻黄汤主之。

5. 泡沫痰而脉数心悸者，宜麻杏石甘汤合栝蒌薤白半夏汤及生脉散治之。

6. 脓痰，晨起量多，胸痛并有周期性吐血者，千金苇茎汤治之。

7. 肺结核之三层痰，以生脉散、麦门冬汤、竹叶石膏汤等方化裁治之。

8. 痰胶粘难出，量多，咳逆倚息，时时唾浊，坐不得卧者，可用《金匮》皂荚丸主之。

总而言之，外感咳嗽，先中肺而后传于他脏，以肺为本，他脏为标。病在表，寒证宜辛温宣散，热证则宜辛凉宣散，禁忌苦寒酸敛。药不宜静，静则留连不解，变生他病。当形病俱虚时则当补中气，配合和解，缓缓宣散。

内伤咳嗽，脏气受伤，病自他脏而后传于肺，以他脏为本，肺为标。病在内宜甘以壮水，润以养金，药不宜动，动则虚火不宁，忌辛香燥热。

【附方】

黑地黄丸（刘河间方）

苍术一两六钱泔水浸炒黑　熟地黄一两六钱炒黑存性　五味子八钱　淡干姜一钱　水小丸

黑锡丹（《和剂局方》）

金铃子　胡芦巴　木香　附子　肉蔻　破故纸　沉香　茴香　阳起石　肉桂　黑锡　硫黄

小陷胸汤（张仲景方）

瓜蒌　川黄连　半夏

参苏饮（唐容川方）

人参　苏木

主治郁血犯肺。

消水圣愈汤（陈修园方）

《金匮》桂枝去芍药加麻黄细辛附子汤加知母

心咳汤（王旭高方）

北沙参三钱　生石膏三钱　薄荷一钱　牛蒡子钱半　杏仁三钱　桔梗五分　甘草五分　麦冬三钱　半夏一钱　茯神三钱　远志五分　小麦五钱

痰多加川贝，咽肿去半夏，汗多加五味子。

【按】此方原剂量较轻，临床宜酌情加量，原方中薄荷宜更改为麻黄一钱，沙参改为党参一两，将生石膏倍量，远志增为四钱，半夏增为四钱，麦冬增为五钱，茯苓增为五钱，甘草、牛蒡子均增为三钱，再加厚朴三钱。

胸膜疾患的治疗

胸膜炎和脓胸类似古代张仲景《金匮要略》所记载“痰饮病”及“肺痈病”、“肺痨病”等范畴。文献中所述痰饮与水气病均有关于水饮的阐述。湿、饮、水、痰四者，湿为无形，饮、水、痰为有形，皆有稀、粘程度之别，清者为水，稀者为饮，粘者为痰。湿是水渗入物中，化有形为无形。古人“痰”字写为“淡”，后人去“氵”加“疒”为痰。从痰本身而言，咳出者曰“痰”，上鼻出者为涕，下则为带，由于排出部位不同，所以名称各异。

辨证论治

临床根据咳逆、寒热、气短、胸腔积液性质及程度、体质强弱、病程长短等情况提出以下几种治法。

1. 清热和解，宣痹豁痰　证见以高烧、胸痛为主，畏寒、心下痞闷气短、脉滑数或洪、苔黄腻，可用小陷胸汤合小柴胡汤去甘草加芫花。若发热痰多，吐脓色黄如米粥状痰，咳嗽气短，宜前方加千金苇茎汤，并加重清热解毒之品川连、黄芩、蒲公英、犀黄丸等。胸痛甚者加牡蛎、桔梗。

2. 淡渗利水　证见时常胸痛、寒热不显、咳嗽、胸膜增厚显著、脉弦苔腻，可用《金匮要略》木防己汤加茯苓、芒硝。

3. 温阳利水，化气和中　证见咳嗽气短，甚则不得卧，四肢厥冷，眩晕乏力，胸腔积液，脉沉细无力，苔白质淡，可用真武汤合越婢汤加减。

加减：①胸胁痛甚者，可加青陈皮、川楝子。②发热甚者，可加犀黄丸冲服。③咳喘不得卧，痰稀或呕，可用小青龙汤加减。④胸胁胀痛，无寒热，可用《金匮》木防己汤。

溃疡病的治疗

溃疡病是一种常见的慢性疾患。主要病变是在胃或十二指肠。其临床特点是有规律性的上腹痛，所以中医称此病为胃脘痛或心腹冷痛。病因比较复杂，主要有二：一是饮食不节，嗜食肥甘，饥饱劳役，寒热不适；二为郁怒伤肝，谋虑不决，忧思伤脾。

从胃的生理来看：中医认为脾与胃是相辅相成的。阳明胃得太阴脾之润，才能腐熟消化水谷。而太阴脾则须得阳明胃之燥，才能运化水湿。故须胃脾协调，方能营运消化功能，出纳正常。溃疡病的病机为：胃部有病，初为功能异常，水谷不化，不能将食入之营养物腐熟消化，输转五脏六腑，胃本身也失其养。胃失养日久，以及精神因素的干扰，则胃部渐显器质性病变，此即现代医学所称之溃疡病，简分两类概述于下：

（一）饮食伤胃

饮食不节，过食肥甘，以致脾胃失调。人体本应阳明胃燥，太阴脾湿，燥与湿和则润，不和则不润。不润则水谷不能消化，表现食欲不振，心下痞满，嗳气泛酸，胸脘热痛，食臭等证。胃本身日久得不到水谷精微充分营养，以致溃疡。故应以甘草泻心汤，寒热并用以调节湿燥。因脾喜温恶寒，故当投予干姜、吴萸、良姜、半夏等温燥药，以温太阴脾。而阳明胃则喜清恶热，故用芩连等苦寒药以清阳明胃热，辛开苦降，甘缓以和胃。此类多见舌质淡，舌苔白或黄腻，大便时干时溏。

处方：

炙甘草30克　党参30克　半夏18克　川连6克　干姜9克　良姜9克　生牡蛎18克　乌贼骨（研）12克　黄芩9克　生姜9克　大枣10枚　延胡索12克　吴萸9克

中满者加厚朴9克，橘皮12克；下利者加赤石脂12克，茯苓12克；体肿者加茯苓12克，泽泻18克。

若证见舌红、嗳气、嘈杂、不下利者，先投旋覆花代赭石汤数剂以治其标，酸多加牡蛎、乌贼骨。脉弦肝旺痛甚者加四逆散以和肝，若干剂之后继投治本之甘草泻心汤。

（二）情志伤胃

焦思苦虑，心情郁闷，木不疏土，也可导致溃疡病。因其郁闷不舒，肝郁生热，热耗肝胃之阴，肝热炽盛者，损耗脾胃阴液最烈，以致中焦燥湿失衡，表现胃液、胃酸缺少。胃体本身之组织也阴液亏损，临床可见阴虚热盛肝旺诸证：缺少胃酸，舌赤或暗红，或无苔，口干，脉弦，心烦，便干，而无泛酸或嘈杂证状。故宜用一贯煎加味滋肝阴以和胃，日久取效。

处方：

生地18克　沙参30克　麦冬12克　白芍9克　枸杞12克　川楝子12克　当归9克　延胡索12克　甘草30克　山

萸肉12克　川连3克

以上两类，日久失治或误治造成脾虚血亏者，其主证为舌质浅淡，贫血，胃纳减少，面白乏力，脉细弱，胃酸少者则当交互投以小建中汤，平肝健脾资生血脉。

处方：

炙甘草9克　桂枝9克　白芍18克　生姜9克　大枣7枚　饴糖30克（冲兑）

以上两类，有时有因脾虚不摄或气滞血瘀而胃络出血者，此时当急治其标，兼顾其本。宜投以黄土汤。

溃疡病之出血，为先便后血者，此类中医称为远血，如胃肠出血呈柏油样便。此乃由于脾虚、气虚，脾不统血，使溃疡病灶血出不已。用黄土汤取黄土经火煅再加白术、附子以恢复健运之气，以扶统血之功，阿胶、生地黄、甘草养血以填补耗竭之阴。因为出血者不宜过用辛温燥烈，乃佐以黄芩以纠其偏。

处方：

炙甘草9克　熟地60克　白术15克　炮附子12克　元肉30克　阿胶18克（烊化）　黄芩9克　灶心黄土120克（先煎取上清液代水煎药）

溃疡病失血之后心脾两虚，亡血过多，治宜双补心脾以复其正。至于胃络出血虽已止，但已血亏脾伤，或仍有少量间断出血者，证见精神萎靡，食减乏力，面白，脉弱，心悸，夜寐不宁，此当依据脾统血、诸血皆属于心以及亡血之后心脾皆虚之理，投以归脾汤，心脾同治。扶正以摄血，不用固涩止血之品。

处方：

炙甘草18克　茯苓9克　白术9克　党参30克　黄芪

30克　龙眼肉30克　当归12克　远志9克　炒枣仁15克　木香4.5克　柏子仁9克　灶心土30克

泄 泻 证 治

泄泻之本，无不由于饮食不节，起居不时，脾胃受邪所致。脾胃受伤则水反为湿，谷反为滞，水谷精华之气，不能输化而泄泻，泄者大便溏薄，或作或止；泻者大便直下，水去如注。多因湿热伤食，脾受伤而不能渗泄且分利无权，遂致泄泻。

飧泄

飧泄之完谷不化因湿兼风（完谷不化、水谷不分而完出，谓之飧泄），兼恶风、自汗、肠鸣、脉弦者宜胃苓汤加升麻、防风。《内经》云:“春伤于风，夏生飧泄”。又曰:“清气在下，则生飧泄”。又曰:“久风入中，则为肠风飧泄。”今清气下降而不升则风邪入而干胃，是木贼土。故冲和之气不能化而令完物出。或饮食太过，肠胃受伤，亦致水谷不化，宜下者举之而兼消克，加减木香散主之，飧泄脉弦，腹痛而渴及头微汗，宜防风芍药汤。

加减木香散

木香　良姜　升麻　人参　槟榔　神曲　白术　肉蔻　吴萸　干姜　陈皮　砂仁

防风芍药汤

防风　白芍　黄芩

溏泄

溏泄证见肠垢污积，乃湿兼热也（脉数溲赤涩所下稠黏垢秽，宜黄芩芍药汤合益元散）。

黄芩　白芍　甘草　滑石　朱砂

鹜溏

鹜溏之证，澄清溺白湿兼寒也。

《内经》云：“诸病水液，澄澈清冷，皆属于寒”。大便如水，其中稍有结粪，清冷如鸭粪，脉见沉迟，小溲清白，理中汤加橘红、茯苓治之。若泄不已更加附子。洁古云：“鹜泄当用升麻、附子、干姜之类。寒泄必须早暮服药，盖早服暖药至暮药力已尽，无以敌一宿之阴气，故必再服也。”

濡泄

濡泄之证身重脉软，是湿自胜。《内经》曰：“湿胜则濡泄”，缘土虚不能制湿，湿反胜而成病，故腹不痛而肠鸣溺少、利下多水，宜五苓散主之。

滑泄

滑泄之证久下不禁，湿胜气脱，大孔如竹筒直下不止，宜用扶脾丸，或补中益气汤加诃子肉蔻或四柱饮或六柱饮。

四柱饮：茯苓　人参　附子　木香　加姜盐

六柱饮：四柱饮加肉蔻、诃子。活人书有白术，无诃子。

扶脾丸（东垣）：白术　茯苓　橘皮　诃子肉　炙

草　乌梅　干姜　藿香　红豆　肉桂　麦芽　神曲　荷叶　烧饭为丸。

除上述五泄，尚有以下多种：

胃泄：面黄而饮食不化，宜理中汤。

脾泄：呕吐而腹胀注下——食后饱满，泻后即宽，宜香砂六君子汤。

大肠泄：泄已窘迫，大便色白，肠鸣切痛，宜五苓散加木香。

小肠泄：溲涩而便脓血，小腹疼，宜先下之，继用清利。先用木香槟榔丸，继用葛根芩连汤加滑石。

肾泄：五更便泄，足冷腹痛，宜四神丸加人参、沉香，甚则用熟附、茴香、川椒。

肝泄：木旺侮土，腹痛兼胀。脾虚致泄，肝旺致有胀痛，此与伤食不同，伤食腹痛得泻便减，今泻而痛不止，故责之土败木贼，故宜泻肝培土，异功散加川楝子、元胡。

痰泄：胸满泄泻，脉弦滑，甚则呕吐，其人神必不瘁，色必不衰，时泄时止，复又作泄，腹中觉冷，隐隐微痛，宜厚朴二陈汤。肥人滑泄多属痰，脉滑责之痰，不食不饥亦责之痰，可用青州白丸子。

食泄：泻下臭腐，噫气作酸，腹痛而泻后痛减，宜香砂胃苓汤或保和丸加砂仁、豆蔻。

大瘕泄：里急后重多次入厕，而不能便，茎中痛，乃寒湿化为湿热。此似痢非痢，所下皆是粪水，宜八正散加木香、槟榔。

伤酒泄：晨起必泄，素嗜酒而积，经年不愈，宜葛花解酲汤或理中加葛根配合香连丸。

暑泻：夏月暴注水泻，脉虚细而口干烦闷，为肠胃之暑湿。凡夏月泄泻干葛为要药，暑火泻者加川连，兼腹胀者加厚朴、茅苍术，兼虚者加白术、扁豆，暑食泻者加神曲、木香，暑湿泻者加苍术、泽泻、银花炭、益元散，小便赤涩加木通，兼烦加栀子、淡竹叶，或加黄芩炭，兼呕加半夏、厚朴、竹茹、藿香，若伤暑而又伤生冷宜连理汤。

以上虽泄证多端，多不离乎脾伤积湿，治法则初用调中分利（凡泄泻之病，多由水谷不分，故以利水为上策），如小便少者尤宜利水，如小便如常，不必再利，惟燥脾而已，如兼口渴则利水与燥脾俱不用，但看溺赤、口渴、苔黄、脉数，为有热，即《内经》云："暴注下迫皆属于热"，宜芩连之苦寒治之，如溺短而色不变，脉虚无力则补益无疑！然泻伤津液，口内必渴，小便赤涩不数，苔不黄者，未可便断为热。继用风药燥湿，久则升提，滑须固涩，风兼解表，寒佐温中，食者消之，痰者化之，虚者补之，热者清之，随证施治为当。

泄泻治法有九

一曰淡渗。使湿从小便去。可用五苓散治之。

二曰升提。注迫下陷，惟鼓舞胃气上腾，则注下自止。如地上潮湿，风之即干，所谓下者举之是也。可用补中益气汤治之。

三曰清凉。热淫所致暴注下迫，苦寒诸剂用涤燔热，所谓热者清之是也。可用黄芩芍药汤治之。

四曰疏利。痰凝气滞、食积水停皆令人泄，随证祛逐勿令稽留。《内经》云："实者泻之"。又云："通因通用"。可用保和丸或二陈汤加神曲、麦芽、蛤粉、木香、槟榔。

五曰甘缓。泻利不已，急而下趋，愈趋愈下，泄何由止。甘能缓中，所谓急者缓之是也。可用四君子汤、小建中汤等。

六曰酸收。泻下有日，气散不收，无能统摄，注泄何时而已。酸能收敛，《内经》云："散者收之"。可用乌梅丸。

七曰燥脾。泄因于湿，湿本脾虚，虚而不培，湿淫转甚。《内经》云："虚者补之"。可用平胃散、胃苓汤等。

八曰温肾。肾主二便，封藏之本，寓真阳。火为土母，故积虚者必夹寒，脾虚者当补火。《内经》云："寒者温之"。可用破故纸、肉蔻、茴香、五味子等药。

九曰固涩。注泄日久，大肠道滑，虽投温补未能奏效，须用涩剂，所谓"滑者涩之"。可用桃花粥、赤石脂、禹余粮等。

又有醉饱行房肾气虚乏，湿热乘之，下流客肾，久泄不止者，治宜升阳除湿，可用八味丸加重山药、茯苓，而地黄量减半。

肾司二便，久泄不止，多亡阴及阳，当责之肾，破故纸、肉豆蔻、茴香、五味子之类不可废也。陈皮、苍术，虽云健胃除湿，救标则可，多服则能泻脾，以其燥能损津液之故。

长夏湿热令行，又岁湿太过，民多病泄，当专以风药，如羌活、防风、升麻、柴胡、白芷之类，必二三剂，缘风能胜湿之故。

泄而少食属胃弱。宜以人参为主，扁豆、橘皮佐之。

泄而食不消化，宜加缩砂、人参、肉豆蔻等药。

泄而腹痛，宜加白芍、炙甘草、防风、木香等药。

泄而气弱，宜加干葛、人参、白术、茯苓等药。

泄而小溲不利，宜加车前子末、木通等药，中焦有湿热者宜加猪苓、泽泻等药。

肉积作泻宜加肉蔻、山楂、大蒜等药。

感寒泻宜理中汤加紫苏叶。

面积作泻宜加莱菔子、神曲。

湿痰作泻宜以半夏、白术、茯苓为主。

疫痢的治疗

痢疾是夏季最常见的传染病，根据多年临床经验归纳为清热利湿、理气化滞的治法，常用药物有葛根、黄芩、黄连、芍药、滑石、槟榔、厚朴、广木香、茯苓、金银花等辛开苦降、行气利湿之品。此法在临床治疗痢疾多能取得疗效。

另有一种疫痢，类似现代医学中的中毒性菌痢，其病势急剧，变化多端，如吐泻交作、高热不退、脱水甚至昏迷，如不及时治疗易导致死亡。疫痢病机为湿热内蕴，进食不洁，感染时邪由内形之于外，下焦不畅之故，宜用汗下之法，如有表里兼病，宜当先解表，后攻其里，如热未解而下之，则正气内陷会导致病情恶化。

汗下具体方法如下：

1. 先用清热解毒发汗法　方用葛根芩连汤（用量为9～15克，重用葛根30克，因葛根具有清热解肌之效，为本方的主药），加麻黄4.5克，桔梗6克，银花30克，板蓝根15克，马齿苋30克。另加紫雪丹3克（冲服），对防治高热谵语抽风，有治未病之效，以助热退神清，亦是治疫痢必备之品。

2. 继用化滞攻里法　即先服第一方，使患者发汗解毒，服后约30分钟，再用第二煎送下木香槟榔丸（木香、槟榔、青皮、陈皮、莪术、黄连、黄柏、大黄、香附、枳壳）每日2次，每次9克。汤剂效速，丸剂效缓，故先饮汤剂，继服丸剂，当汤剂生效后，丸剂继在肠内生效，乘其热退毒解而化滞攻下。

疟疾的治疗

疟疾早在《素问》“疟论”及“刺疟”两篇中有所记载。从其病位来看，以六经而论，不外发于少阳及太阴。《伤寒论》中有两证与疟疾症状相似，即太阳证中的桂枝麻黄各半汤证及少阳证中的柴胡证，所以后人有“疟不离少阳”的说法。《内经》认为，“痎疟皆生于风”。“风”是指风热而言，后人又有“疟不离太阴”、“无痰不生疟”等说法。这些说法，只有部分是对的。

总之疟疾不离“风”及“暑湿”。疟邪侵入机体之后，邪与卫气相遇则发病，相失则疟又停止发作。《内经》云:“卫气日下一节”，故发有定时，这个发作时间的解释方法并不一定恰当，但古人从实践出发，认清了此病的发作规律是“发有定时”，是对的，而非典型病例的发作时间，有时也有些出入。

仲景云:“疟脉自弦，弦数者多热，弦迟者多寒。

弦小紧者下之差，弦迟者可温之，弦紧者可发汗、针灸也，浮大者可吐之，弦数者风发也，以饮食消息止之。”可知弦为肝脉，风气通于肝是本病。以风为主要矛盾，故或寒、或热、或食、或痰，皆兼弦脉。可温、可下、可吐、可针灸，而先其时发汗最为主要。温疟其脉如平，无寒，但热，骨节痛，烦时呕，白虎加桂枝汤汗之则愈。牡疟寒多热少，蜀漆散主之。但寒不热用柴胡桂姜汤。疟母用鳖甲煎丸。可谓详而备。

辨证论治

本病特征是先寒后热继则汗出而解，发有定时，当发作后悉如常人一无所苦，除温疟例外，还有些无典型的寒热往来病例，例如有些病人只呕吐，小儿则有时表现为抽风；但其特点也是发有定时，前后悉如常人，古人所谓劳疟者，劳累则发病，或妇人妊娠期间发病。久疟有发生腹水者，或有并发黄疸者，此皆正气虚也。临床虽有正疟、温疟、寒疟等说法，但其主要特征不外先寒后热汗出而解，发有定时，发后悉如常人。

治疗：

1. 先其时发汗　了解寒热发作规律，在发作前一小时服下第一煎药，在发作前30分钟服下第二煎药，药后盖被出汗，乘其未发作恶寒之前发汗，令其汗出。此经验，是根据《伤寒论》“病人脏无他病，时发热，自汗出，而不愈者，此卫气不和也。先其时发汗则愈，宜桂枝汤主之”，《金匮要略》白虎桂枝汤条服法所说“汗则愈”等说法摸索出来的。至于“先其时发汗”，按古代时间，一个时辰，合今两个小时。明代王肯堂亦说在发作前一个时辰太早些，所以归纳为上述服药时间。

2. 助汗法　药后汗不出者，多无效，如晚秋天寒或年老体衰者，要先盖被用热水洗脚后取汗则易于出汗。

3. 调理　《金匮要略》云："饮食消息止之"，因此饮食不要过饱，治疗期间要防止一切生冷食物及冷水洗脚、洗手。

证治要点为：

1. 寒热体痛者柴胡桂枝汤。

2. 热多寒少者桂枝二越婢一汤。

3. 寒热相等者桂枝麻黄各半汤。

4. 劳则发作，或妇人妊娠即发病者，用小柴胡汤去半夏加花粉。

5. 疟母、胁下有积块者鳖甲煎丸。

6. 通治方，上述情况或不易辨别时，均可用此方，即从达原饮、苍术白虎汤、小柴胡汤中化裁出来。

通治方（自制方）：

柴胡9～15克　常山3～6克　厚朴9克　生石膏18克　甘草9克　当归9克　麻黄6克　葛根9克　苍术9克　草果9克（或用蔻仁代替）　生姜9克　大枣（擘）4枚　知母12克

7. 久病易复发者可用何人饮。

以上所述治法，为中医传统治法和方剂。这些方法，虽非专用于直接杀灭疟原虫，而是改善人体抗病状态，调动其积极因素，增其有利条件，去其不利因素，有效地制止疟疾的发作。

脊髓灰质炎的治疗

脊髓灰质炎，是由病毒引起的急性传染病，儿童多见。有部分患者可发生弛缓性麻痹，故又名小儿麻痹症。主要经消化及呼吸道传染，流行多在夏秋季节。

脊髓灰质炎属中医温病系小儿中风

因本病初起症状多有突然发热、呕吐、烦躁、嗜睡、多汗或无汗等表证，并能相互传染，故应属温病范畴。王清任《医林改错》中风小儿半身不遂类似小儿麻痹症。按临床症状应划归中风门为宜。

中医对“风”字的意义有三：①指神经系统而言，如《内经》:“东方生风，风生木……神在天为风，在地为木，在体为筋，在脏为肝”，所指之肝均属神经系统而言；②表示发病急暴之意，如《内经》:“风者百病之长也”，“善行而数变”；③即指一般气候而言，因四时之气候均借风以传送，故又谓风兼四气。

所谓“中风”不问其原因如何，只要影响到神经系统而表现出各种神经症状即名“中风”。因其是传染病，按中医理论认为小儿麻痹当名之为“温病系小儿中风”，其治疗当取清热解毒，芳香辟秽，调肝熄风宣痹通络之法，用加味葛根芩连汤随证加减。对恢复期患者合用或单用加味金刚丸，总之通过临床观察越早期治疗疗效越好，早用清热解毒药，可促进患者短期恢复，不留任何后遗症。

治疗原则：本病在急性期，采用清热透表，芳香逐秽，调肝熄风，宣痹通络法；在恢复期采用滋肝肾，强筋骨，温补气血法。

方剂组成

1. 加味葛根芩连汤　急性期主方：

生石膏18克　葛根12克　甘草9克　银花12克　杭芍12克　川连4.5克　黄芩9克　全蝎3克　蜈蚣3克

（此方原有麻黄4.5克，由于是协定处方，而病人又多有自汗者，故无汗或汗不多者麻黄临时加入）加水600毫升，先煮石膏15分钟，再入其余药煎至120～150毫升分三次温服。

小儿麻痹为一种急性传染病属于温病范畴，温邪从口鼻而入，顺传肠胃，发病于督脉，见症于四肢及腹壁、头面等部；病之初期，典型者多发热呕吐、下利，继而出现弛缓性麻痹，且由患者之吐泻物互相感染。发热为太阳温病当由表解，故用越婢汤。吐利病在肠胃故用葛根芩连汤。麻痹在督脉故重用葛根、蜈蚣、全蝎以驱风。传染由于病毒，用金银花、连翘以解毒。凡属于病毒感染必须解毒排毒二者兼施，若单解不排，毒仍在内，单排不解徒伤正气，故方以芍药除血痹，芩、连、银翘、甘草解毒，以麻黄、葛根排之使从汗解，综合全方制剂亦符合痿症独取阳明之意，若能早期治疗，护理得当，诚能缩短疗程，减少后遗诸证。疗程3～6个月。

加减法：初起加局方至宝丹或安宫牛黄丸、紫雪丹（腹泻者去紫雪丹）。无汗者加麻黄。发热者加大青叶、板蓝根、连翘。烦躁者加胆草、钩藤。疼痛者加天麻、芍药。通络加地龙、僵蚕。麻痹在下肢加牛膝、寄生。麻痹在上肢加川芎、地龙、寄生。口眼㖞斜加细辛、辛夷、川芎、白芷等。兼暑者加藿香、滑石。呕者加半夏、陈皮、竹茹。大小便闭者大柴胡汤加芒硝、车前子、地肤子、紫雪丹。后期加用加味金刚丸。

2. 加味金刚丸 恢复期主方。

萆薢30克 杜仲30克 肉苁蓉30克 菟丝子15克 巴戟天30克 天麻30克 僵蚕30克 蜈蚣50条 全蝎30克 木瓜30克 牛膝30克 乌贼骨30克 精制马钱子60克（必须严格炮制，以解其毒）

蜜丸3克重，每服一粒至二粒，日服一次至三次，或单用或与汤合用、白开水化服。若见早期马钱子中毒证状，如牙关紧，可即停药并服凉水。

萆薢为利尿泻湿清热之品，且有解毒作用，杜仲有镇静止痛功效，强筋骨，补肝肾。肉苁蓉、菟丝子润五脏益髓强筋。巴戟天能除风、强筋补肾、益精，故对虚弱骨萎有补益强壮的功用。方中加天麻能缓解四肢之筋骨肌肉疼痛，并治四肢知觉迟钝。加牛膝、木瓜能使腰脚筋骨强壮，僵蚕祛风化痰治口眼㖞斜，全蝎、蜈蚣能祛风活络调节神经。马钱子的有效成分是士的宁，为脊髓神经兴奋剂。本病患儿可伴有软骨病可加乌贼骨增加钙质，淫羊藿为温阳补肾良药。从现代医学研究资料来看，配合桑寄生对脊髓灰质炎病毒有抑制作用。桑寄生能补筋骨散风湿。故本方对脊髓灰质炎的恢复期有祛湿解毒、祛风通络、补肝肾强筋骨、兴奋脊髓神经的作用。

加减：在热退瘫痪出现后可根据病情配用当归补血汤、黄芪桂枝五物汤、桂枝附子细辛汤、当归四逆汤。以上方剂对肢凉、肌肉松弛均有益。根据长春某院动物试验，脊髓灰质炎病毒对猴类脊髓前角损害持续较久，炎性病变一年以上仍不静止。故当发烧退下数月后仍应积极清热解毒。

治疗效果

1958年在儿童医院进行了脊髓灰质炎的临床观察治疗，记载比较完整的179例（其中得病即来诊者15例，得病后半个月至1个月来诊者28例）治疗结果见下表：

	痊愈	基本痊愈	进步	总数
患病即来诊	77	38	36	151
患病后半月~1月来诊	6	3	19	28
合计	83	41	55	179

早期治疗效果好。

关于小儿麻痹症的护理要点

小儿麻痹为一种嗜神经病毒感染所造成，由于该病在我国每多侵犯小儿，故名小儿麻痹症，但亦侵犯成人，当一人感染时而其周围有若干人同时感染或无症状表现，或病情轻微不治自愈，或见发热呕吐等典型症状，突然肢萎，如昨夜睡眠时尚毫无证状，次晨起床时即发现或上肢或下肢或一臂一腿，同时不能活动，或白日玩耍时屡次跌倒，应当赴医院检查，不可误诊为跌伤。成人亦不可误认为半身不遂，如不知其为传染病，治法不当，则贻误终身。诊断明确后，当隔离四十日，同时积极治疗。若不治疗，则坐失病机，遗留后遗症。

1. 首先摆正体位，使患儿仰卧，两腿屈起，在腿弯下处垫上枕头，使其固定，两膝拱起，两足趾朝上，足心朝外，亦用枕头固定，不使两足下垂，两膝外各用枕头一个使其腿不外倒。

2. 患儿麻痹症初期时宜静卧，使其肢体功能恢复，但不宜过早锻炼，以免发生畸形。

3. 在体温退后，可进行按摩使肌肉不萎缩，每日2~3次，每次半小时。

4. 局部热敷，使腿不凉。

5. 对吐泻物进行消毒处理避免传染。

医案举例

曹某，男性，6岁，病历号164457

于1958年7月14日就诊，发热已3天，伴喷射性呕吐，嗜睡，精神欠佳而入院。入院后腰穿（－），诊断：发烧待查。7月15日发现麻痹，吞咽困难，口吐涎沫，便秘，身热（38℃），嗜睡，气短，作呕，查体：左目闭不严，左鼻唇沟浅，言语不利，颈强，膝反射（－），脑脊液细胞4个/高位视野，蛋白（－）。血常规：红细胞400万/立方毫米，血红蛋白12.2克%，白细胞6,650/立方毫米，分类中性58%，淋巴40%，嗜酸2%。当日会诊，舌苔白厚，证属小儿温病中风，治用清热止呕，芳香化浊之剂，鲜藿香12克，薄荷9克，佩兰12克，厚朴9克，生石膏18克，陈皮12克，竹茹15克，川连4.5克，蚕砂12克，姜半夏12克，滑石12克，甘草9克，至宝丹1粒（因至宝丹不易灌服改用藕粉冲汁稀释为混悬液而服用）。7月16日改用加味葛根芩连汤三付。7月17日神清，痰涎壅盛，继用前方六付。痰涎减少，便干，吞咽困难，口有恶臭，当宜清胃，方用加味葛根芩连汤加藿香9克，陈皮12克，法夏12克，桔梗12克，钩藤12克。7月28日精神转佳，前方加菖蒲9

克，射干4.5克，六神丸12粒分3次溶化。7月30日下午开始能吞咽，大便正常。

癫痫证治

概述

癫痫病，前人通过多年临床实践，将其分为“风痫”、“惊痫”、“食痫”等三种类型。

“风痫”因肝风内动所致；“食痫”因饮食不节所致。可按其病因或发病原理进行分类。似乎还应包括“痰饮痫”、“饮痫”、“虫痫”等。

从临床辨证治疗角度来看：“风痫”的主证是以抽搐为主，且常伴以头痛，治宜潜阳镇摄熄风之剂，方用风引汤；“食痫”是因食积而抽搐，多见于小儿，取法宜下；“痰饮痫”应化痰；“饮痫”当祛饮。

证治

根据前人经验，结合多年临床实践，将其归纳为以下几型进行治疗。

1. 普通型　一般癫痫或用西药如苯妥英钠治疗而好转，而停药又发或不能控制或不能根治，常有发作性抽搐或伴有头痛头晕者，宜用潜阳和肝、通便祛痰法治疗，用通用方（即柴胡龙骨牡蛎汤加减）：柴胡18克、黄芩9克、半夏12克、芍药9克、炙草9克、丹参30克、桂枝9克、茯苓12克、生龙牡各18克、大黄9克、生姜9克、大枣10枚擘，水煎服，每剂煎二次，早晚各服一次。

2. 痰盛型 （即所谓痰饮痫之一种），痰量较多，发作时尤甚者，先用礞石滚痰丸早晚各服9克，连服二日以下其痰，第三日开始再用以上通用方。

3. 饮盛型 痰之稠者为痰，稀者为饮，平时或发作后，除有稀痰外，发病时气短，心下逆满为其特征，宜先化饮祛痰用小青龙汤可获愈。麻黄6克、五味子9克、半夏12克、桂枝9克、白芍9克、甘草9克、细辛6克、干姜9克。水煎服，每剂煎二次，早晚各服一次。

4. 久痫型 发病多年不愈或多日发作一次，如有痰或饮等证，先依证治疗，由于其久病多虚则宜用治本方：升麻120克、贝母60克、田螺盖焙干60克、鲫鱼焙干一条（约60克重），共为细末，炼蜜为丸，每重6克，早晚各服一丸。

附注：此方应久服方可获效。

5. 频发型 癫痫发作较频，甚则每日发作数次，常伴头痛头晕者宜先用风引汤加减：生龙牡各18克、生石膏18克、寒水石12克、紫石英30克、赤石脂18克、滑石12克、干姜9克、桂枝9克、甘草9克、大黄6克、地龙12克、全蝎3克。水煎二次，分两次服。待症状减轻时再用通用方，如经服药后半月以上发作一次，或去掉苯妥英钠等西药而病情不加重者，改用久癫之治本方。

6. 虫痫型（包囊虫引起） 证见头痛较甚，脸上出现白斑，舌尖有红点，像覆盆子舌（称谓杨梅舌），治法祛虫，头痛甚者选用人参败毒饮加雄黄或送乌梅丸30克或化虫丸。

化虫丸处方：

雄黄30克 雷丸60克 干漆30克 百部90克 鹤虱60克 枯矾30克 槟榔60克 苦楝根皮30克 川椒30克 乌梅60克

制法：水小丸，每服6克，日服三次。久痫方还能治夜游症。

另外，久病而虚可用未出胎的小羊一只，用白水煮，汤干时，加入半斤黄酒使之达到沸点（开锅）放入半斤红糖，溶化后即取出一顿服完。

取柴胡龙骨牡蛎汤加味为通用方，是因该方兼顾范围较广，方中柴胡、龙牡可以和肝潜阳熄风，适于风痫。丹参与龙牡可以养血镇摄可治疗惊痫。大黄、甘草、半夏又可消食化积而治食痫。又根据多年经验摸索以化虫丸杀虫来治疗虫痫临床收到较好效应。总而言之，治疗癫痫尚须辨证论治。

三叉神经痛的治疗

三叉神经痛往往出现短暂、阵发性的剧烈疼痛，它是一种神经传导功能障碍的表现，目前病因不十分清楚，常常采用镇痛剂、封闭疗法等治疗方法，严重者施行节后三叉神经根切断术、三叉神经节前切断术或延髓神经束切断术，虽能解除疼痛，但术后面部可出现感觉消失之弊，患者不易接受。

本病中医学中名谓偏头风，其痛随触随发，作止如常。六腑清阳之气，五脏精华之血皆会于头。自外入者风、火循经之邪；自内发者，气血痰郁之阻塞皆能为痛。或蔽覆其清阳或瘀塞其经络，因之与正气相搏，邪聚则脉满，若邪气稽留则脉亦满，而血气乱故久痛。偏头痛总属厥阴、少阳、阳明。胃肠燥热，肝胆风火，三经之邪壅闭经络。使脉满肿胀迫及神经则剧痛突然发作，风火之邪其性动，故时发时止。以石膏、黄芩、葛根清阳明。柴胡、黄芩以清肝胆。芥穗、钩藤、薄荷、苍耳子、蔓荆子以驱风散火。全蝎、蜈蚣以止痉挛。赤芍、甘草活血消肿以止痛。屡试屡验。

处方如下：

生石膏24克　葛根18克　黄芩9克　赤芍12克　荆芥穗9克　钩藤12克　薄荷9克　甘草9克　苍耳子12克　全蝎6克　蜈蚣3条　柴胡12克　蔓荆子12克

目痛甚加桑叶、菊花，牙痛甚加细辛、生地、牛膝。

百合病的治疗

祖国医学中所述“百合病”、“脏躁”、“妇女咽中如炙脔”这一类病类似现代医学中神经官能症及精神分裂症（轻度）。半夏厚朴汤证、甘麦大枣汤证皆能包括在内。《金匮要略》关于百合病的论述中有“百合病者，百脉一宗，悉致其病也。意欲食复不能食，常默然，欲卧不能卧，欲行不能行，饮食或有美时，或有不用闻食臭时，如寒无寒，如热无热，口苦小便赤，诸药不能治，得药则剧吐利，如有神灵者，身形如和，其脉微数……”云云。细考此病，多系情感刺激或病后余邪留于经脉，致使经脉枯涩所致。前人本心营、肺卫、肺朝百脉之说，认为病在心肺。《内经》以“神脏五”、“形脏四”谓之“九脏”，九脏之间贯之以脉。心主脉而“藏神”，病在脉，势必影响及“神”，故其病发无症状“如有神灵”。观其口苦小便赤，知系热邪为病。溺时头眩而痛乃下虚上实，观百合知母汤可治现代医学所谓排尿性晕厥者可证。

以其有邪，故知为实，以其得之于病后，故知为虚。治法虚则应补，实则应泻，实则忌补，虚则忌泻。百合病虚实交杂，既不能补，又不可泻。然而，因其为虚而又不得不补，因其为实而又不得不泻，补既不能用参、芪，泻复不能用硝、黄。本草载百合有主治邪气、腹胀、心痛、利大小便，补中益气之功效。《金匮要略》首选百合，并随其临床中所现之证，配合各药而用之，既能补正，亦不助邪；既能攻邪，又不伤正，用于此病，若合符节。

半夏厚朴汤所治的咽中炙脔，《千金方》作“胸满、心下坚，咽中帖帖，如有炙脔，吐之不出，吞之不下”。现代医学中所称之癔病、植物神经功能失调，有的表现类似厚朴半夏汤所治之证。可以认为凡有上述诸证或兼有精神郁闷、悲观、恐怖等各种精神症状而无器质病变者用之皆宜。

《金匮要略》又以甘麦大枣汤治妇人脏躁、喜悲、欲哭、数欠伸等许多症状。而药只三味，又皆平淡无奇，其所以能有此疗效，因有百合病证候。

病例一

李某，女，来诊时步履艰难，必以他人背负，自述胸痛、胸闷、心悸、气短、头晕，乃按胸痹治之，投以栝蒌薤白半夏汤之类，久治不效，细审之，该患者每于发病时除上述证外，尚喜悲、欲哭、嗳气、善太息，便于前方中合以百合、地黄、旋覆花、代赭石之类治之，药后其证渐消。

病例二

孙某，男，述畏冷，虽三伏而非皮衣不暖，胸闷、脘痛、腹胀。来诊时值秋季，病者头戴皮帽，身着皮袄棉裤棉鞋，三九之装已俱全，屡治无效。投以紫苏叶12克、半夏12克、厚朴9克、生姜9克、旋覆花12克、赭石15克、陈皮9克、百合30克、知母12克、生地12克，服药一月后来诊时，冬装已换成适时之秋装，自述已不畏冷，他症已除，唯每于因事急躁时，自胸膈发热上冲，口苦，用以上方合小陷胸汤：旋覆花12克、赭石18克、滑石12克、苏叶12克、知母12克、百合30克、厚朴9克、半夏12克、生甘草9克、川连6克、蚕砂15克、栝蒌30克，病情已愈未再复诊。

病例三

赵某，女，哭笑无常，汗出心悸，神经官能症，投以五味子12克、沙参30克、麦冬12克、炙甘草9克、小麦30克、大枣10枚、知母12克、百合30克、云苓15克。服药十六付上证大减，但手足发烧，汗出，改投以生甘草9克、丹皮12克、沙参30克、地骨皮12克、小麦30克、大枣10枚、知母12克、百合30克、生地12克。连服八剂，手足烧止，但尿黄而有热感，改投以五味子9克、麦冬12克、沙参30克、知母12克、百合30克、生地12克、生甘草9克、小麦30克、大枣10枚、滑石12克，8付病情告愈。

神经衰弱证治

本病部分属于祖国医学“虚劳”、“失眠”、“心悸”、“虚损”、“肾虚”、“不寐”、“心肾不交”等范畴。古人以神志之内伤病，大致分为两类，一为伤营，一为伤志。营是有形之物，志是无形情志。胃、大肠、小肠、膀胱为四形脏,故伤腑。五脏皆藏神,伤脏故伤神而伤志。

伤情志即劳伤五脏。五脏虽均可受伤，但以心为主，其次则为脾、肾、肝、肺等。心藏神，思伤脾，怒伤肝，恐伤肾，悲伤肺。

此病主要症状为失眠、心悸、气短、头晕、头痛、腰酸、腿软、记忆力减退,但在临床治疗可分为以下几个类型：

1. 心脾两虚型　失眠、心悸、气短、善太息、不思饮食为主证，舌苔薄白，脉多细弱。法宜双补心脾，方用归脾丸和补心丹同用。

2. 肾虚型　男性多见，头昏、健忘、思想不集中、梦多，宜用杞菊地黄丸合桂枝加龙骨牡蛎汤。

（1）肾阴虚型：腰酸腿软，头晕较甚，或有头痛，梦遗滑精，舌质红，苔黄或无苔，脉多细数而尺脉偏弱，尤以左脉为显，法宜育阴安神，方用杞菊地黄丸、朱砂安神丸。

（2）肾阴虚火旺：除腰酸腿软外，则常有梦遗滑精，尿黄，舌净或色赤，苔黄，脉细数，法宜滋阴降火，方用知柏地黄丸加减或大补阴丸。

（3）肾阳虚型：除失眠、多梦外，腰酸腿软怕冷，或腰痛，劳则增剧，或阳痿、早泄。法宜益火之源，以消阴翳，方用金匮肾气丸。

3. 虚烦、心阳不足　即《金匮要略》所谓“虚劳虚烦，不得眠”为主要症状。法宜养血和肝安神，方用酸枣仁汤或四物安神汤。

4. 心阴不足、心火炽盛　证见心烦，舌赤，脉数，口干。方用黄芩黄连阿胶鸡子黄汤。

5. 血虚伤津型　此乃心肝肾三脏津血虚耗，则火热上扰，遂致失眠多梦，心烦心悸，口干，舌红或干，脉多细数，法宜养血安神，方用补心丹、朱砂安神丸。

6. 痰湿扰胃型　湿痰上扰，胃中不和，恶心，呕吐，不欲饮，不眠，苔白腻，脉缓。治宜和胃祛痰安神，方用温胆汤加味或半夏秫米汤。

本病习用丸剂乃因慢性病病程长，变化少，用药宜守方，治疗宜持久，故宜丸剂，久服以求根治。急性病多变化，主证变则方变，宜应变以遂机，急性病宜速决，汤剂灵活力大，故急性病宜用汤剂。

中风的证治

关于病名。就风证而言，其病位在肝（相当于神经系统）。中医理论："诸风掉眩，皆属于肝"，"风气通于肝"，便是证据。所谓中风，病中于督脉，而非为风邪所中。因此不能顾名思义的认为中风是为风邪所中的病证。刘河间谓："凡人风病，多因热甚，而风燥者为其兼化，以热为其主也。俗云风者，言末而忘其本也。所以中风瘫痪者，非谓肝木之风实甚而卒中也，亦非外中于风尔，由乎将息失宜，而心火暴甚，肾水虚衰，不能制之，……则阴虚阳实而热气怫郁，心神昏冒，筋骨不用，而卒倒无所知也。多因喜怒思悲恐之五志，有所过极，而卒中者，由五志过极，皆为热甚故也……"。对此论点，我们是赞同的。

关于本病的命名及分类问题，不同意强分为类中、真中，认为只要系脑血管意外，皆可谓之中风，但虚实寒热之辨是必要的。类中之名不切实际。观《灵枢·贼风篇》可知。

关于中风前的征兆问题。清代王清任《医林改错》中详细描述了未病之前的表现，颇值临床中注意以提高警惕。临床体会有三点很重要：指麻木感，肢体局部的知觉障碍，常自觉一瞬间意识不清，而年在40以上者，在1到2年要特别注意警惕，采取积极的治疗措施，预防本病的发生。

本病具体治疗方法：在昏迷期神志不清，病情危重，先予通关散（细辛、法半夏、皂角等分研末）少许吹于鼻中。其意义有二：其一是治疗意义，促使苏醒；其二是判断预后谓有嚏者生，无嚏者死。继予生姜汁、白矾灌之，灌后探吐。

第二步，予再造丸每日二次，1～2日用毕，不宜多用。本药作用有三类，因其虫药多，可调节神经功能失调，其二有养血药，具有化瘀通络作用，其三为有祛风药，有调节发汗中枢改善末梢血循环及感觉神经末梢功能，在此间可配用录验续命汤（脑溢血可用本方，脑血栓形成则可用小续命汤）。

第三步，安宫牛黄丸或苏合香丸，对于痰盛有热象者予安宫牛黄丸或至宝丹；热盛于阳明证见便干舌燥宜予紫雪丹，亦可用三化汤，兼湿者予苏合香丸。

上药用至苏醒，其后遗症治疗如下：

半身不遂为主，兼血压高者，予潜阳通络，选用风引汤（大黄、干姜、龙骨、桂枝、甘草、牡蛎、寒水石、滑石、赤石脂、白石脂、紫石英、石膏）加磁石、龟甲、鳖甲、生铁落。痰盛阳亢，血压过高也可以予天麻钩藤饮配合录验续命汤（麻、桂、归、参、石膏、干姜、甘草、芎、杏仁）。便干舌燥阳明胃热，予三化汤或调胃承气汤。半身不遂善后方，选用侯氏黑散

（菊花、白术、细辛、云苓、牡蛎、桔梗、防风、人参、矾石、黄芩、当归、干姜、川芎、桂枝）宜冷服。如无大便干热象时，血压已降，高血压症状已减，留有后遗症麻木无力，屈而不伸，臂不能举，可用强筋壮骨，通经疏络法，则用桂枝汤加黄芪、当归、杜仲、续断、天麻、冬虫夏草、仙灵脾、鸡血藤、香附、乌药、高良姜、伸筋草、山甲等以善其后，病愈后还可用侯氏黑散加六味地黄丸以巩固其疗效。

以失语为主，选用资寿解语汤、地黄饮子、河间羚角散。资寿解语汤：防风、附子、天麻、枣仁、羚羊角、官桂、羌活、甘草。地黄饮子（河间方）：熟地、巴戟天、山萸肉、石斛、肉苁蓉、附子、五味子、官桂、白茯苓、麦门冬、菖蒲、远志。

关于脑血栓形成，视病情再配用活血化瘀药如桃红四物汤等。

关于脑软化，可选用清·王清任补阳还五汤。

在上述各方药中包括风药。风药对本病并不禁忌，可以调节血管功能。用热药问题，只要病证相符便可用，如附子、干姜、肉桂，也有扩张血管作用。又有淡渗药如云茯苓、白术，有促进吸收作用。镇静药如龙、牡、紫石英、铁落有一定降压作用，中医的用语为“降冲逆”。凉血药可以止血，活血药可以通络，对肢体功能恢复颇为有益。

运用地黄饮子的初步经验

地黄饮子为刘河间治瘖痱所制之主方。瘖痱为中风之一种。古代医家曾谓中风有中经、中络、中腑、中脏之说。中腑多在阳明，中脏多在少阴。少阴是指肾而言，肾主骨，骨藏髓，脑为髓之海名奇恒之府。中医之中风是概括现代医学的脑血管意外及颜面神经麻痹等多种神经性疾患。当脑出血恢复期，均宜以治肾为大法。凡中风之后出现舌謇、音瘖、肢废、饮食作呛、反应迟钝均宜投地黄饮子。古书言瘖而不言呛者，乃因呛由饮食所致，由于古时诊病均不在饮食之际，故未见食呛之发作，此可能为古书不言呛之原因。瘖与呛虽证异但其因均为舌僵不灵，其病在脑所致，故治法相同。

对地黄饮子的认识

地黄饮子由金匮肾气丸变通化裁而成。中医历来有上病治下之大法，此方就是治下为主之剂。金元时代，曾有主痰、主火、主气及真中、类中之说盛行一时，究其实，中风病过程中，不但痰、火、气以标象出现，而且肢废语謇、麻木等也均为病之症状，更无真中、类中之分。而其病之本质在脑，故古人上病治下。

万物之生存皆赖升降出入之新陈代谢以维持。而需五味五气以养之。若代谢失常则能导致人之衰老病死。脑病虽能影响全身，而亦关系代谢。若脏腑经络每一局部发生障碍，亦能影响于脑。药物仅能起到扫除障碍、调节功能，调动脏腑之积极因素。至于充脑髓、强筋骨、长肌肉、续绝伤仍赖脏腑运化之精微，以充实脏腑，调整机体。

临床体会：若心肾不交，脉结代，心动悸，可佐栝蒌薤白汤、当归芍药散。若肾不纳气作喘，宜加沉香、肉桂以温肾、纳气、归根。若肾不温脾，脾阳衰，出现腹胀、呃逆、不食者宜，加党参、半夏、干姜、丁香、柿蒂，温脾降逆。若胸闷有痰，宜配伍蠲饮六神汤，去痰通络，调气和胃，解郁安神。

例一孙某，男，64岁，1975年8月27日初诊。中风后右上下肢不灵，步履蹒跚，腿沉重，头眩而痛，语言不清，呛食，脉弦两尺无力，病在肝肾。

生熟地各12克　丹皮12克　山药12克　山萸肉12克　茯苓12克　泽泻12克　肉苁蓉18克　巴戟天15克　杜仲12克　黄芪30克　当归12克　天麻12克

二诊9月24日：连服数剂，呛食已愈，余证同前，依上方加葛根18克，穞豆衣18克，泽泻增为30克。

三诊10月11日：上方十剂，语言有进步，头痛肢痛，余同前，投地黄饮子加减。

熟地24克　石斛12克　山萸肉12克　肉苁蓉18克　麦冬15克　茯苓12克　菖蒲9克　五味子9克　巴戟天15克　天麻12克　杜仲12克　黄芪30克　泽泻30克　穞豆衣18克

每周数剂连服。

四诊1月2日：语言见好，头仍痛，腿重不灵。照上方去泽泻、穞豆衣，加桂枝9克。

五诊2月10日：上方服十剂，语言清楚，音低，腿无力，脉弦有力尺弱，仍以地黄饮子方加杜仲12克，天麻12克，鸡血藤30克，其中肉桂、附子各6克，煎服。

六诊4月27日：诸症大减，仍脉弦尺弱，两腿乏力，乃肾虚、柔不养筋。照上方加淫羊藿30克，冬虫草9克，煎服十剂，继以蜜丸久服。一年后随访，病已愈，步履正常，已无头眩腿重，纳正常，语言清，但答话迟慢，反应略迟。

例二巩某，男，77岁，因冠心病、心房纤颤、高血压住某院，月余后出现脑血栓形成，左身轻瘫、球麻痹。继而合并肺部感染。显瘫三周以后病情转危。在西医抢救同时约余会诊。面容黧黑，语喑舌謇，神疲痰多，呃逆呛食，冷汗出，脉结代，左体瘫痱。以地黄饮子为主随证加味，七个月取效。初治因正气已脱，地黄饮子加西洋参、黄芪。呃逆加旋覆代赭汤及柿蒂；心衰房颤严重时配合栝蒌薤白汤；发热痰盛神昏加局方至宝丹、蛇胆陈皮。连服中药配合西药，达到神清、语言清楚、吞咽正常、四肢灵活、血压正常，治愈出院。病程中一度舌光无苔久不见复，胃纳不振，经用黼饮六神汤数剂，舌苔出现，进食见增，精神见爽。一年后随访，生活正常，能自行活动，语言清楚。

例三谭某，男，年逾七旬，腿痿不灵，痰饮作喘，耳聋舌謇，怔忡健忘。先用半夏厚朴汤、麻杏石甘汤、温胆汤去痰，继而地黄饮子加减用半年，先汤剂卅余剂，丸药中增鹿角胶、冬虫草，经半年，腿有力能步行，语言清楚，精神良好，喘停痰减。

例四范某，男，64岁，两腿肌痿，自感小腿如绳扎缚，走路不稳，前栽后仰，需人扶持，倚杖步行，头重如裹，经地黄饮子化裁加减百余剂后腿肌复原，离杖行走。

地黄饮子方药解

地黄　主治伤中，逐血痹，填骨髓，长肌肉，补五脏，滋阴潜阳，生血凉血，能治血虚劳热，痿痹惊悸。

卢芷园说：“地黄《本经》主治，首举伤中逐血痹，即继填骨髓，长肌肉，续绝筋，夫痹者闭而不通也，随其血之不通而为病……逐者俾其流通者也……血中有痹则骨髓不满，肌肉不长，筋脉断绝，均谓伤中。若填满，若生长，若接续皆克成血液之流通者也”。炙甘草汤证之脉结代、心动悸，地黄用量达48克，以治伤中脉绝，可证。

巴戟天　主大风邪气、阳痿不起，少腹及阴中相引痛，强筋骨、安五脏、补中增志益气。从实践得知确有滋补肝肾之效，但从邹润安的论述中，认为巴戟天有“转萧索为温茂”，能治阴盛阳衰之证，似有拨乱反正调转病机之效。

石斛　功能调处阴阳、交联上下，强阴益精，补内绝不足，除痹下气。治伤中羸瘦、补五脏虚劳。

肉苁蓉　“主五劳七伤、补中、强阴、益精气”，其体滑润，其用固涩，有协调阴阳之功，为纯补之品。

山萸肉　“《本经》主心下邪气，寒热温中，逐寒湿痹”。我们认为味胜于气，味酸入肝，能补肝体达肝用。肝之用在于条达，肝功既复则虚者得以滋补，寒热得除，湿痹得通，阴得强，精得益，汗得止，九窍得通，五脏得补，逆气得下。

五味子　质兼五味入五脏而酸独胜，酸主敛故能敛五脏六腑之精收纳于肾。由肾藏五脏六腑之精，故也。

肉桂　为入血分之阳药。首在调和营卫，并能通阳、利水、下气、行瘀、补中，降浊逆，止痛除烦，调和腠理，益阳消阴，宣导百药。

茯苓　能使水气转化。开胸府，调脏气，伐肾邪，淡渗利湿。补剂中用能使脾交于肺。主要药效在于辟阻为通。通调水道下输膀胱，水精四布，五经并行。利小便除口干舌燥。并治心下结痛，惊邪恐悸，胸胁逆气，烦满咳逆。

麦冬　主治胃阴伤，胃络脉绝，不能输营归脉、营养各脏所致之短气、羸瘦、伤中、心腹结气。清·叶桂治“饥不能食、胃阴伤”之证，依“阳明燥土得阴乃安”的论点，用麦冬以益胃阴。仲景炙甘草汤用麦冬治阳中阴虚，脉道泣涩，脉络血绝，可见麦冬之功在于提引胃家阴精，润泽心肺，以通脉道。并能下逆气、除烦热，作用于上焦。

附子　气味温烈，功在温引，为入气回阳之主药，通十二经。入方剂起牵头作用。能引补气药，以复散失之元阳。能引温暖药下达下焦以祛在里之客湿。引发散药开腠理，以逐在表之风寒。药性大热。“主治风寒、咳逆上气、痿躄、拘挛、膝痛，肢痿不能步行，癥坚积聚血瘕。并治督脉为病，脊强而厥、膈噎”等症。刘潜江对附子论述颇详，其要点大致为附子能益火之源以消阴翳。认为能治真阳虚，外来寒邪与内阴相感而为病，及真阳虚本身之阴气不得合化而病者。附子为入阴之阳药故均能治之，但水虚火炽者不可用，水不足火不生者亦不可用。邹润安认为附子之除邪非直接除邪，而在于振阳，阳振则邪自除。

菖蒲　功在调节，宣制，开心孔，补五脏，通九窍，利四肢不得屈伸，治风寒湿痹、咳逆上气、耳聋、健忘、失音。

远志　敛神归精以交心肾，通肾气上达于心，坚志，益智，聪耳明目，利九窍，对于精本不亏，因暴怒引火上浮所致的神离于精者，有敛神归精之功。

综观以上诸药之主功，地黄饮子实为一通调补剂，故方效显著。调即是补，其一切功用在于疏通、调整。其效乃赖机体本身活力，经诸药调动，发挥作用。

寒疝的治疗

寒疝病，早在《金匮要略》即有记载。通过实践认为：疝是少腹痉挛，有物突出，其发病原因是由寒引起者，故名曰寒疝。

其发病部位多属于肝肾二经，也可以说是由肝寒引起肾寒，病起于肝而发于肾。肝主筋膜之气，肝脉络少腹环阴器，所以发病时，少腹出现疝痛症状。寒则挛急，故发病则现疝痛，少腹痛坚如石，两腿挺直，筋如弓弦，痛甚则出冷汗、憋气、四肢厥逆、舌苔薄白、脉弦紧等，宜温经散寒，以抵当乌头桂枝汤治之。

处方：桂枝12克　芍药12克　甘草9克　生姜12克　大枣（擘）10枚　乌头24克　白蜜60克

煎法：乌头与蜜先同煎，煎至减半（约30克）去渣，桂枝汤另煎，煎好去渣再与前药混合，分二次服。

注意：

1. 上方用药剂量要足，否则虽止痛而病不痊愈。

2. 服上药后，病人如醉状者为妥。

若抵当乌头桂枝汤初服有效，尔后无效者，乃久病血虚，脉弦细，则改用当归生姜羊肉汤以阴药补阳为法。

处方：当归60克　生姜15克　羊肉500克　橘皮12克

煎法：用水六大碗（约1500毫升），先煎羊肉减半（约750毫升），取出羊肉，再入当归、生姜、橘皮，再煎成二碗（约400毫升）分四次服，早晚各服一次，共服二日。

应用此方，在服用抵当乌头桂枝汤无效时，多获得立即止痛的效果。

若寒疝中续发气分病者，其证即《金匮要略》所说“心下坚，大如盘，边如旋杯，乃水饮所作。桂枝去芍加麻黄细辛附子汤主之”。服后立效。

处方：桂枝9克　生姜9克　甘草9克　大枣（擘）6枚　麻黄9克　附子9克　细辛6克

医案回忆

曾于多年前，治疗患者韩某，男性，50余岁，因寒疝发病二年半，曾去河南、山东等地治疗不效，诊之舌苔薄白，脉象弦细，每日发作下腹痛急、坚硬，两腿强直，四肢逆冷，身出冷汗，先予抵当乌头桂枝汤一剂见效，但连服二三十剂不愈，以后改服当归生姜羊肉汤多剂而愈。

男子生殖不能症的治疗

男子生殖不能症有二：一般是指精子不成熟、成活率低不能种子；另一种是指阳痿，阳痿有的也不能种子有嗣。

精子不成熟者，其他脏腑均健，也即是“脏无他病”的“平人”。非由其他病继发而来，而是身体虚损的一种疾患。该病的实质是精气清冷。清是精虚不足，冷是阳虚、命门火衰。虚损就应培补。近年来临床实践，曾用加味天雄散治愈此类病者。

男子生殖不能症的病位虽在肾，但也与脾、肝、心等脏有关，且重在肾与脾。中医学强调后天养先天。天雄散中白术用量最大即此意，所以食饵补益也很重要。治则主要是肾脾双补，温阳添精。治法应选温阳的天雄（或附子）、桂枝，健脾的白术，育阴潜阳的生龙骨。这四味药也即是天雄散原方。服药时应令病者心情舒畅，勿使情志抑郁、肝失疏达。天雄散出自《金匮要略》。有方无论。莫枚士谓此方乃阳虚失精之祖方。古时将失精分为两种：一为无梦失精，一为有梦失精。前者为虚而夹寒，用天雄散治之。至于有梦失精者，根据古人以精神意志概括为神。心藏神，损心者调营卫，用桂枝汤调节之。以龙牡涩精。古时之失精，可以理解为今之滑精及精子失去功能。天雄为祛寒壮阳药。《本经疏证》指出：仲景书中仅天雄散中用天雄。天雄乃附子之类。凡欲其走者以附子为佳，欲其守者以天雄为善。附子类有七：本同而末异，其初种之母为乌头；附乌头旁生者为附子；又左右附而偶生者为鬲子；种而独生无附，长三四寸者为天雄；附而尖者为天锥；附而上出者为侧子。附而散生者为漏兰子。天雄与乌头皆以丰实盈握者为胜。乌头是老阴之生育已竟者。天雄是孤阳之不能生育者。附子即乌头、天雄之种含阴苞阳者。乌头其中空，以气为用。天雄其中实以精为用。气主发散，故欲散寒者用乌头。精主敛藏，欲暖精、温肾、守藏者用天雄。附子兼备二气，兼擅乌头、天雄二物之长，其用较二物为广。由于药源所限，今以附子代天雄，药效尚可。临床用天雄散，常加味增用肉苁蓉、枸杞、巴戟天、淫羊藿、冬虫夏草、党参、当归等填精补髓，益气养血。服药须持续久服。更须房室有度，节欲有时。

病案一则

孙某,男性,结婚4年无嗣。精子为1600万/毫升~2100万/毫升左右,活动度30%~50%,用过甲基睾丸素无效。证见头晕疲乏,腰痛怕冷,阳痿、早泄,脉象沉细,两尺无力,苔薄。乃肾阳不足,精关失固。拟温阳填精益气之法。

处方:附子12克　白术18克　肉桂6克　生龙牡各18克　韭菜子15克　当归12克　肉苁蓉18克　枸杞9克　巴戟天12克　党参30克　淫羊藿18克　冬虫夏草6克

服上方30剂后,阳痿、早泄已愈,腰痛头晕悉减,余证已消。精子检查10880万,活动度80%,其妻生育一胎。

红斑性狼疮的治疗

红斑性狼疮为现代医学病名,古代医籍中无所查考。书中虽曾有"疠风"、"肉极"之名,但名存实亡,不能武断为今之狼疮。此种犹如正化为邪之病,可能包括一些结缔组织病。基于这种认识,按中医治病规律,治疗重点应一方面调节营卫,并排除机体正邪相并所生之毒,一方面针对受损害的主要脏腑及出现的主证,辨病辨证相结合施治。

治疗法则

本病主证是皮肤红斑、发热、关节酸痛、皮肤粘膜及胸膜损害、咳喘、浮肿、胸闷、心悸、腹痛、便血,有的出现意识障碍,有的仅有部分证状。此为病变损及全身、与各脏腑受损程度不一之故。严重者主要脏腑、结缔组织及血管、造血器官同时受累。根据病发于营卫，邪毒寄居于营卫，营卫载邪的认识，主张虽然病侵周身，范围广泛，发无定处，但应从营卫着手，调理营卫。由于病因为正邪相并，正化为邪，邪发为毒，故排除邪毒为治疗的主要途径，以表解为主。由于血脉相传，邪犯周身，故在气血兼治之时，不离血分阴药。本病往往先有风湿病体征和症状，应早日确诊施治。

分型施治

按病变显著的脏腑部位来分型施治。

1. 局限性皮肤红斑型　皮肤见红斑，以颜面多见。可见面颊及鼻梁间红斑连成蝶形，有瘙痒和烧灼感。也有病发于手掌者，红斑似盘状。法宜清热解毒透表为主。方用越婢汤、麻杏薏甘汤、防己地黄汤、葛根汤化裁加金银花、公英、连翘、大青叶等清热解毒之品。

病例　任某，男性，患皮肤红斑，按上述法则方剂治疗，七剂显效，红斑消退。后停药日久红斑复发，再经治疗，红斑又退。

2. 肾型　尿中有蛋白及红细胞，晚期肾功能有变化，可出现尿毒症等重症肾炎的体征及症状。本型可分阳虚及阴虚两类，前者较多见。

（1）阳虚湿盛类：此病虽损伤肾脏为主，但有时也累及脾胃。不过脾肾两脏的主证往往交替出现。若脾阳衰退则见便溏，脘闷纳呆，苔白腻。此时重点在治脾胃：先温补脾阳，忌用地黄剂，以防伤脾损阳。当用香砂六君、胃苓汤等。俟脾阳恢复，主证消失，仍宜治肾为主。肾阳仍衰用金匮肾气丸加冬虫草、淫羊藿、巴戟天、鹿茸粉。尿少体肿用麻黄附子细辛汤合春泽汤加沉香、肉桂、干姜，以强心利尿、温阳化水。血虚合用当归补血汤。尿蛋白多者食黄芪粥。血中蛋白低、水肿用鲤鱼汤。易患感冒可并用玉屏风散。

胃气强发汗利尿效显，胃气弱则不易取效。本型将愈时宜给薯蓣丸，脾肾双补。

病例　赵某，男，50岁。1960年因肾炎尿毒症住某医院，确诊为狼疮病。根据肾脏损伤是重点，先以桂附八味并当归补血汤、春泽汤治其主证，间断以主方调其营卫，使危象缓解，主证减轻。连服数百剂体力渐复，渐能正常生活。十数年来不间断地连服中药汤剂至今。能自由活动，仅尿中有时微量蛋白。

（2）阴虚热盛类：头面赤热，形如醉状，全身乏力，脉数有力，尿中大量红细胞。应在投用越婢、葛根、麻杏薏甘、防己地黄汤等治狼疮主方的同时加清热养阴的知柏地黄汤、白茅根、龟甲等治之。

病例　李某，男。长期蛋白尿确诊为红斑狼疮。脉数有力，舌红，口渴、心烦。依主方加知柏地黄汤、金银花、连翘、蒲公英等半年治愈。

3. 心脏型　此型早期常以风湿性关节炎出现，随后心脏病诸症渐渐出现，有的类似冠心病，有的出现心肌损伤。应据当时主证立法治疗。肢体关节症状为主者，先治关节肿痛。有胸痹心脏证象者，则用栝蒌薤白汤合防己地黄汤加清热解毒剂。有的可用麻杏薏甘汤。高血压显著佐草决明、生赭石、钩藤、牛膝、生龙牡、野菊花等。

病例　于某，女性，48岁，1967年初为夜间发热，继见肌肉酸痛、萎缩，不能走路，低热持续。1970年高热住某医院经用激素、抗生素热仍不退，转某院，查见狼疮细胞，中西医结合治疗四个月，体温降至37.5～38℃，血沉降到50毫米/小时，腿仍痛萎不能行步。1972年始由余诊治。当时证见胸痹心痛，两腿酸楚无力，行必扶杖，口干，便难，脉无力，腿肌萎。给栝蒌薤白汤、当归补血汤、桂枝甘草汤，增淫羊藿、茯苓、枸杞、党参配加味金刚丸。卅剂后增防己地黄汤。一月后又增厚姜半甘参化裁。三月后针对两腿酸痛增乌蛇肉30克、秦艽12克，连服两月后仍守原方加减。一年后腿关节痛著减，可离手杖走路。1975年关节症消，1976年胸痹基本消除。1977年3月起间断服栝蒌薤白与葛根汤化裁至今。

4. 肠胃型　病邪侵犯消化系统，证见吐泻交作，腰痛，呕血，便血，胃纳不振，体力衰惫，女性多于经期发作或加重。宜先以甘草泻心汤调理肠胃，继以黄土汤、赤小豆当归散以止出血。当消化道症状缓解、出血停止时，往往出现面部红斑。尿中见蛋白，咽痛，口内溃疡。此时投主方（越婢、葛根、麻杏薏甘、防己地黄汤化裁），加山豆根、白茅根、蒲公英等，观其病机进展间断交替用泻心汤、黄土汤等。

病例　周某女性，成人。出现肠胃型狼疮症状和体征，查到狼疮细胞，即以上法取效。经期不再发作肠胃出血、消化功能恢复，体力正常。仅残有面部红斑，口腔溃疡。改由他院治疗。

5. 脑型　病邪内侵，上犯及脑。出现中枢神经系统病态、幻视、幻听、意识障碍、高热、独语不休、妄行如痴如狂，脑脊液异常。投主方并安宫牛黄丸、局方至宝丹以开心窍，强心解毒，芳化血浊。佐虫药以调节神经。观其病程进展应变施治。

病例，刘某，男性，60 岁，红斑狼疮数年，近数月病势告危，进而增显意识障碍、高热、幻觉、妄行独语、随地便溺，脑脊液异常。用药将主方中之葛根汤改为葛根芩连汤，并局方至宝丹两粒，加全蝎、蜈蚣等虫药四剂见好，热退神清。改为安宫牛黄丸、局方至宝丹日各服一粒配原方十数剂后，精神进步，语言清楚，项部变软，能诉胸闷，心电图示心肌缺血。此时主要矛盾已从脑转为心脏，遂投以心脏型主方，给小陷胸汤、栝蒌薤白半夏汤加止痉散，一度见好，月余后病况又恶化，谵妄、体温异常，复又投中药治脑型主药，配合西药治疗，经救治不效死亡。通过此例，可以看出，脑型者虽临危期，中药也能起一定作用，若能较早投药，则取效将能较好。尸检发现两肾均萎缩。

6. 肝型　病邪侵犯肝脏，出现狼疮性肝脏损害，肝大、右胁下痛、纳呆、干呕、腹胀、肝功异常。立法处方宜在主方中增四逆散、小柴胡汤、柴平汤等。此类经验不多。

7. 肺型　只侵犯肺脏者少。证见咳喘气促、发热、盗汗、气短、乏力、纳呆、痰中带血、夜卧不宁，如肺结核症状。可用麻杏石甘、百合地黄、百合知母、麦门冬汤加解毒之品等配合主方。

8. 关节型　早期仅侵及关节来诊者不少，有的长期患者只表现类风湿或风湿性关节炎证象。此类可在主方基础上配宣痹汤加减（海桐皮、片姜黄、桑寄生、桂枝、白芍、生地、薏仁、防己、杏仁、蚕砂、知母、甘草、麻黄等）。

以上八型不能截然分开，往往相并出现，而以某型为主。应辨病辨证相结合，即以主方针对本病，更依主证辨证论治。

讨　论

1. 古时虽无红斑狼疮之病，但有类似记载，今应究其理法，古为今用。查《金匮要略·中风历节病脉证治》有“荣气不通，卫不独行，荣卫俱微，三焦无所御，四属断绝，身体羸瘦，独足肿大……胫冷，假令发热，便为历节也”。此病虽与狼疮不同，取用乌头散寒，但也重在调营卫，很似今之类风湿性关节炎。而《金匮要略》另一段“治肉极，热则身体津脱，腠理开，汗大泄，厉风气，下焦脚弱”很像今之狼疮病。《金匮要略》第五篇中“病如狂状妄行，独语不休，无寒热，其脉浮”更似脑型狼疮，所用防己地黄汤将调营卫之祛风药融合血分药，寓意病位在血分。这些经验，仍有参考价值。

鉴于中医书籍,结合今日实践,看来营卫在病因病机方面均甚重要。邪痹于营卫,使营卫之气流传异常,阳不足则伤卫,致水入于胃不能输脾归肺,下达膀胱,而溢于肌肤,使部分组织细胞出现病理变化。若阴不足则伤营,致邪客机体,日久化热。营气被热煎灼,血肉腐坏,延及内脏。故调营卫为治狼疮之关键。因营卫之本在脾胃,胃气强方能输布五谷精悍之气,以充营卫二气。

2. 血脉不仅在狼疮之治疗上甚关重要，在生理上历代医者也很重视，指出五气五味通过九脏以营内营外卫，以维人生。而神脏五，形脏四之九脏须赖血脉贯通九脏内外之间。故在认识狼疮病理病机和治疗上血脉始终不得忽视。临床上看到，此病多发女性，凡临经期病必加重，此一现象支持病位在于血分之说。

3. 参考古书，通过实践，余认为狼疮病邪，毒发于营卫，侵犯营卫，经血流窜全身。故立治法为①通调营卫；②清热解毒；③凉血通痹；④驱邪排毒。择取越婢、葛根、麻杏薏甘、防己地黄等汤加味定为主方。越婢汤通过麻黄、甘草之甘热以调脾阳去其阴邪，生石膏、甘草之甘寒调胃阴以去阳邪，合而用于调节风热之阳、水客之阴，以和脾十，使其运化水谷精悍之气，充实营卫，以通表里。麻杏薏甘汤取其麻黄入肺、杏仁入心，使血行旺盛，驱除病邪，配能疏通停滞之薏仁，以逐肌肉关节之邪。甘草缓解疼痛，建中解毒消肿。葛根汤能扩张血管，旺盛血循，发汗透邪之力较桂枝汤强，能排毒。常用于治项背强急，肩及周身关节酸痛，上焦口鼻炎症，调理肠胃。防己地黄汤由于桂、草、二防归阳分，能散血中之风，生地甘寒归阴，以除血中之热。风行必燥，故疏风时必佐用凉血之药。尤其脑型，邪入心包，营血热浊，心神蒙昧，更为相宜。清·王旭高医治风湿之病过服温燥药而化热，腿足或遍体肌肤忽发红晕疼痛如游火者（甚似今之风湿病），用防己地黄汤甚效。以上四方化裁，增清热解毒之品如蒲公英、金银花、山豆根等定为主方，以治其本。

4. 治狼疮病西药常用免疫抑制剂，余体会有时可能损伤气血，对病机不利。肾上腺皮质激素对部分病例有效，但从药效看，也可能是拨灯助燃之阳性药。不少病人一旦停药，立显衰象。

常见皮肤病的病机和治疗

祖国医学治疗皮肤病方法极为丰富。近年来余通过调营卫、排毒邪的途径，治愈一些皮肤病。经验如下：皮肤病的病因多为外因通过内因而发病。虽然外因大多与风湿燥热有关，但是内因之七情变异及人体营卫失常等为致病的主因。

中医认为，人生赖以气血，气血既营新陈代谢之职，又司保卫身体之功。气血的功用即是营卫。营卫之体即是气血。气血通畅，营卫协调，身体就健康安和。若血脉流传壅塞不通，失于协调，就出现病态，表现在皮肤方面，遂为皮肤诸疾。中医认为“气主煦之，血主濡之”，《注解伤寒论》谓：“身冷者，卫气不温也。肤硬者，营血不濡也”，可见气血、营卫与皮肤病关系密切。自古“营行脉中，卫行脉外”两语为众所周知，但是，受八字所束缚者为数颇多，为时已久。从今温习《内经》及《伤寒论》得知：经脉之外，有充肤热肉之血气，故脉外也有营气，与卫气相偕行而出入。张隐庵说过：“营气生于中焦水谷之精，流溢于脉中，布散于脉外”。又说：“脉中之营气与卫气交通，于孙络之间……布散之营气与卫气、宗气大会于分肉之外，是卫气之通于脉中，而营气之行于脉外者也”。可知脉外虽以卫气为主，但卫营和谐，偕行于孙络布散于皮肤。脉内虽以营气为主，但也存在卫气，即张隐庵说的卫随营行，营卫虽各主走其道，而复汇合于皮肤肌腠，可见营气与卫气不能分离。

阴阳互根，营气卫气相互依存，“气为血帅，血为气母”，故营卫分离者死。此即《灵枢·营卫生会》所指出的“人生有两死而无两生”之意。由于营血者五脏之精气，五脏不和则营气衰少，营气衰则不能外荣肌肤，营卫失谐，出现病态。《素问》写明：“营气不从，逆于肉理，乃生痈肿”。《灵枢·痈疽》也指出：“寒邪客于经脉之中则血泣，血泣则不通，不通则卫气归之，不得复返，故痈肿。寒气化为热，热胜则腐肉”。《内经》说：“诸痛疮痒，皆属于心”，“损其心者调其营卫”，清楚地说明内脏对于营卫、营卫对于肢体皮肤影响之大。

每当身体营卫失调，经过药物使之转化协调，就能使正气由弱转化为强。临床治疗就应在调营卫的同时，排邪达表。《金匮要略·脏腑经络先后病脉证》指出：“非为一病，百病皆然”，譬如浸淫疮：“从口流向四肢者，可治；从四肢流来入口者，不可治”。病在外者可治，入里者即死，就是提倡排逐病邪使之外达的意思。因此治皮肤病当散，当表，当由内向外排逐，不留遗患。谚云“除邪务尽”即是此意。

治则：根据上述认识及《金匮要略》中排脓散用枳实、芍药、桔梗、鸡子黄，排脓汤用甘草、桔梗、生姜、大枣，皆为行气活血调和营卫之剂。可以理解病在外者不使其邪内入，病在里者必令其邪外出。余遂综合越婢汤、麻杏苡甘汤、葛根汤、防己地黄汤、宣痹汤、泻心汤、荆防败毒散、升降散、独活寄生等汤化裁应用，以期使人体代谢旺盛，血脉相传，营卫协调，令邪无容留之处，以治疗皮肤诸疾以及某些胶原性疾患。如牛皮癣、泛发性湿疹、神经性皮炎、荨麻疹、红斑性狼疮等，多显疗效。

治疗方法：

1. 荨麻疹、脂溢性皮炎及老年瘙痒症用方　防风9克　苍术12克　桑枝24克　浮萍12克　茵陈18克　薏仁30克　地肤子18克　猪苓12克　金银花30克　地丁9克　皂

刺6克

2. 神经性皮炎、泛发性湿疹用方　桂枝9克　麻黄6克　葛根18克　生石膏18克　甘草9克　薏仁18克　杏仁9克　白芍9克　归尾12克　大黄3克　生姜9克　大枣7枚。

泛发性湿疹加苍术15克、黄柏12克，腿肿加鸡鸣散。

3. 牛皮癣用方　白蒺藜30克　苦参12克　皂刺12克　蝉蜕12克　生石膏18克　麻黄6克　甘草9克　薏仁18克　杏仁9克　桂枝9克　白芍9克　葛根18克　归尾12克　大黄3克　生姜9克　大枣7枚　海桐皮18克　白鲜皮18克

加味黄土汤治疗先兆流产及功能性子宫出血

《金匮要略》黄土汤为治远血之主剂。人体之热量产生于胃而附于血中，阳入于阴，气血温和，气煦血濡则阴平阳秘，其生乃固，气虚则阳不统血，则下为崩漏。气有余便是火。迫血妄行则上为吐、衄，失血过多则热亦随之外泄，故黄土汤中附子、白术、甘草、地黄、阿胶、黄芩六药气血同治，寒热均等，远血病在肠道，故重用黄土。早期流产功能性出血，古谓之崩，崩者言血出之多，如山之崩，如桶底脱，其势猛暴，病在冲任。冲任职司天癸，与肠道之司排便者不同，早期流产及功能性出血，病在冲任，故本方重用熟地、鹿角胶为主，以补冲任。仍重黄土者，以关乎带脉故也。

古之生地黄即今之鲜地黄，今之生地黄，乃古之干地黄。《本经》主治，首举伤中除血痹，痹即闭而不通之意。观百合地黄汤方后云“下大便当如漆”可证，生地黄为行血之品无疑，制熟则质变，反通为塞。清·陈念祖谓:“熟地质粘性腻如油合面，最能留邪，余邪不净者慎不可用。”余用黄土汤意在止崩，故利用熟地粘腻之短，将生地易为熟地量重至60克，清·唐宗海谓:“血上逆者宜降，下泄者当升”。鹿角胶补督脉而性升，当用于下血。阿胶滋补任脉，性潜，用于吐衄为优。

处方:

熟地黄60克　元肉30克　当归12克　黄芪18克　白术9克　附子9克　甘草9克　黄芩9克　鹿角胶30克　伏龙肝12克

以上十味，以水十二杯，先煮伏龙肝，取八杯去渣，再煎前八味取二杯去渣入鹿角胶，再上火候胶化尽，分两次服。

病案二则

1. 院邻赵某，女，婚后初孕，患早期流产出血不止，索方求治，书加味黄土汤予之数剂而愈，后生一女。二孕又显流产先兆。又服前方数剂得保无恙，两女均甚健。

2. 程某，头胎流产，二胎又患流产先兆，以加味黄土汤治之，程之爱人供职于某医院，持方归院取药，院医见方中有附子，恐其堕胎不肯付药，其爱人又来，余劝其自费外购速服，服之遂安，后生一女。

眩晕病的治疗
（内耳眩晕症的治疗）

内耳眩晕症（又称：美尼尔氏征）以突发性眩晕，伴有恶心、呕吐、耳鸣、感到房屋旋动甚则昏倒为主证，故又称眩晕病。临床较为多见。祖国医学中称本病为风眩，俗称眩晕。历代医家对本症治疗观点颇不一致，有平肝熄风、滋阴补肾、填精益髓、补气养血等治法。根据临床经验，以温阳利水为治则进行治疗，临床屡用屡效。

眩晕之症，古代记载颇多，如：刘河间从风治，朱丹溪从痰治，清·罗国纲引《内经》所说“上虚则眩，督脉虚则头重高摇”、“脑髓不足则脑转耳鸣而眩”，指出从肾治的方法。《内经》又说：“诸风掉眩，皆属于肝”，提出从肝治。盖眩有两种，一为头重眼黑之眩，一为天地旋动之眩。罗氏所谓之眩乃头重眼黑之眩，故侧重于虚。刘、朱所谓之眩乃天地旋动之眩，故侧重风痰。清·邹润安把风之为病分为三种：有感而即发者，为伤寒温病时气等类；有既入人身气血之间而成痼疾者，在上如风眩、头面风，在下如肠风、胃风。

本病之眩晕，为水饮内阻，阳应风化所致，并非是风痰之邪直接为患。《素问·经脉别论》所云“饮入于胃，游溢精气，上输于脾，脾气散精，上归于肺，通调水道，下输膀胱，水精四布，五经并行”，说明了人身水液正常流行的情况。今脾胃运化失常，谷入胃不能散其精则聚液生痰，水入于胃不能输化其气，则凝水为饮，以致健运失司，水气交阻，清阳不升，浊阴不降，阳应风化，发为眩晕。如胃失和降，则反而上逆，故出现呕吐，所以治水则眩自愈。早在东汉时代，张仲景氏已有详细治法，用温阳利水之方法，以泽泻汤、苓桂术甘汤化裁加减，使水气循流，则眩自愈。处方如下：生龙牡各18克、桂枝9克、白术12克、甘草9克、半夏12克、生姜9克、云茯苓18克、橘皮12克、泽泻18克。

本方以温阳蠲饮，健脾利水之法，使水降风息，则眩自愈。方中茯苓淡渗利水，桂枝辛温通阳，两药相协，则温阳化水。白术健脾燥湿，甘草和中益气，两药同用，补土制水。佐以半夏、生姜、橘皮以和胃止呕，配合泽泻引水下行，龙骨、牡蛎潜阳。则眩可愈。

病例介绍

史某，男性，39岁，职员。

头晕已十年余，曾在某院疗养2年，当时诊为：神经衰弱休息达3年之久，嗣后每年有1~2个月头晕，呕吐加剧，就诊前夕，去北京宣武医院检查神经系统，无特殊异常，故来本院就诊。当时头晕为甚，晕剧呕吐，食欲不振，有手足麻木、耳鸣等证，血压130/80毫米汞柱，脉弦细，舌苔白，舌质边有齿痕，西医诊断为：美尼尔氏征。脉证参伍，乃水邪上逆，肝阳不潜所致，拟温阳利水，泽泻汤、苓桂术甘汤化裁：

云茯苓15克　白术12克　桂枝9克　甘草9克　生龙骨30克（先煎）　泽泻15克　生姜6克　大枣5枚　生牡蛎30克（先煎）　陈皮9克　半夏12克　钩藤12克

服七剂后，复诊头晕欲吐等证已大减，仅感体痛，乏力。治用前方佐以疏风通络之品，加防已、秦艽再进七剂。嗣后相隔一月，头晕欲吐复作，但较前有所减轻，即又投入首方十付而愈。

盖美尼尔氏征的眩晕，并非为风痰之邪，实为水饮内阻，阳应风化所致，着重脾胃，故治当温阳蠲饮，健脾利水为法。

关节炎的治疗

关节炎病中医认为属“痹症”、“历节风”范畴。两骨之端为节，节与节相交处为关，关为精气渗灌注入肢节之处。古有节之交有三百六十五会之说。

由于骨为肾所主，灌注渗润之液为血所属，即心所主，而关节结构之滑膜、韧带（筋）为肝所主，关节之肌肉属脾所司，故关节关系肾、肝、脾、心四脏。为脏气会合之处。古《金匮要略》对本病的风痹、寒痹等某种类型称为历节。历节就是关节有所漏沥之意，可见病之严重，而非单纯之一般小疾。痹症之名乃指：阳微表虚外邪侵袭肌表经络关节，而致血脉经络郁闭不通，气血受阻而关节肿痛。现今有“风、寒、湿合而成痹”的说法，认为此病外邪仅指风寒湿三邪。我们认为应理解为：风、寒、湿、热四邪作祟，且某种类型以热邪为主。若仅认为此类痹症之热为风寒湿邪郁而化热，或热蕴于内复感外邪，显然不够全面。

临床上有的类型以风邪为主，有的类型为湿邪或寒邪偏盛，而有的类型则热邪为重。故须依邪之偏胜来制定治则、立法。施治时当辨病辨证相结合。因病非一邪所致，故治疗亦须相应对待。常用以下八法：驱风透邪，燥湿化湿，温阳散寒，疏经搜络，散热凉血，活血止痛，补气养血，补肾柔筋。临床当辨证择选数法结合施治。对于久病血亏者，须益气养血以熄风；血郁不行者须活血行血；欲散寒邪则须温阳，阳旺，凝滞之寒邪方能驱散；利湿必须温健脾阳，阳旺方能胜湿。

本病某种类型属近代医学结缔组织疾病，病体器质改变明显，受累器官较多。急性风湿病热邪偏盛者，若按卫、气、营、血分证，则侵及营血者不少，累及心脏血管者儿童约占半数，成人也为数不少。

中医对痹证分类不一，看来宜分活动期与静止期两类。后者再分风湿性关节炎和类风湿关节炎两种。而风湿性者依淫邪之偏盛分风痹、寒痹、湿痹、热痹四型。类风湿者则属中医之历节、肾痹（骨骼变形）。

（一）活动期

此期包括风痹、热痹。风痹即行痹，指痛而游走无定处。而热痹指关节红肿热痛，发热恶风烦渴。《素问·痹论》之脉痹可以归纳于热痹之中，因其证见肌肤灼热疼痛、皮肤红斑、不规则发热。此期病及营血，重者可呈显五脏痹中之心痹，“脉痹不已，复感于邪，内舍于心”。日久也可成为肾痹（骨骼变形）。

初期法当驱风透邪，清热解毒，疏经搜络，活血散瘀，继而用燥湿利湿等法。

拟方：秦艽　连翘　板蓝根　蒲公英　姜黄　桑枝　生地　蚕砂

并酌加虫药以驱风通络，调节神经，如白花蛇（乌梢蛇）、地龙、僵蚕、穿山甲等。也可用犀羚解毒丸久服。夹湿者越婢汤、麻杏苡甘汤化裁加金银花、板蓝根、紫草、丹参、茅根，累及心者（心悸、气喘、咽干、烦躁不宁）加犀角（今用水牛角）、丹皮、紫雪等。出现脑病者加安宫牛黄丸。热痹若热陷血分已成脉痹，皮肤见环形红斑，肌肤灼热而痛，血沉快，发热者，宜清热凉血，宜防己地黄汤、犀角地黄汤或化斑汤加青黛、地骨皮、蒲公英、银花、连翘、秦艽。

（二）静止期

1. 风湿性关节炎

（1）风邪偏盛者（即风痹）：痛处游走不定或有恶风，法应驱风透邪为主，佐以燥湿化湿，投宣痹汤加味，有热象者加清热凉血，投越婢汤、麻杏苡甘汤化裁加减。若仅见寒象者加温阳散寒，投桂枝芍药知母汤加当归、防己、威灵仙、僵蚕、地龙、生姜、黄芪。

风气通于肝,肝为风脏,风盛作痹者须增柔筋疏肝之品。如巴戟、杜仲、牛膝、桑寄生、肉苁蓉、白芍、刺蒺藜等。

（2）寒邪偏盛者（即寒痹亦称痛痹）：关节疼痛剧烈，屈伸不灵，脚肿如脱（腿），痛处固定，得热痛减，遇寒痛增，乃因阳气素虚故显寒象为主，法当以温阳散寒为主，结合疏经搜络，活血止痛。投桂枝芍药知母汤，甚者乌头桂枝汤加当归、黄芪。血亏体衰者结合补气养血法，用当归生姜羊肉汤、当归补血汤为主。

（3）湿邪偏盛者（即湿痹亦称着痹）：肢体沉重、痛处固定、病虽不重但关节活动欠灵活，不易转侧，肌肤麻木，苔腻白厚，乃脾肾阳虚而成病，以燥湿化湿为主，结合温阳、疏络诸法，方宜甘草附子汤或麻黄附子细辛汤、白术附子汤。

水盛则火衰：湿盛则阳衰，故应去湿温阳并举。脾旺方能胜湿，故重用苓、术、附。

以上三类严重者，日久可显心痹，可见心衰水肿，法当温阳祛寒，补气养血。用真武汤加当归。心动悸脉结代者，用黄芪五物汤合炙甘草汤加茯苓、白术。

2. 类风湿关节炎　即历节。亦称肾痹。

素有阳微肾虚血亏，肝筋失养，外受邪袭，风入而益其劲，关节痛肿变形。故用养血补气、补肾柔筋、驱风温阳、祛湿活血诸法。因血虚则无汗源，应当养血以滋汗源，使汗出邪散，否则徒使峻汗，阴血更亏，大汗亡阳，阴阳两伤，正虚邪实，更难治疗。补肾作用于骨，柔肝作用于筋。温阳驱风，祛湿活血，方能逐渐取效。依病变进展选用消水圣愈汤或桂枝芍药知母汤，并可酌加鹿茸、巴戟、防己、丹参、杜仲、续断、牛膝等，或加味当归生姜羊肉汤。也可久服煨肾丸。

另有民间验方，可供试用：鲜三七参（带叶）五寸，加红糖三两煎。饮时冲鸡蛋2枚，取汗（避风廿天）。连服两天。此方也治慢性风湿性关节炎。

附方：

消水圣愈汤：桂枝　甘草　大枣　姜　麻黄　附子　细辛　知母

加味当归生姜羊肉汤：党参15克　黄芪30克　当归30克　生姜15克　羊肉250克　桂枝9克　白芍9克

煨肾丸：菟丝子　萆薢　肉苁蓉　杜仲　牛膝　防风　白蒺藜　桂枝　胡芦巴　破故纸　猪腰子（蒸熟后和药捣）。

漫谈狐惑病

狐惑病是中医病名与现代医学的“口、眼、生殖器综合征”颇相类似。土耳其皮肤学家白塞氏（H·

Behcet）在1937年始发现在同一病人身上，出现虹膜睫状体炎伴前房积脓，口腔粘膜疼痛性溃疡，生殖器或阴部溃疡这三联症状为一种特殊的综合征。但祖国医学在公元2世纪汉代的《金匮要略》一书中就有明确的记载，如《百合狐惑阴阳毒病证治》对狐惑病用不到二百个字，就写明“目赤如鸠眼”、“蚀于喉为惑，蚀于阴为狐”等病名定义及特征，在治疗上提出内服甘草泻心汤、赤小豆当归散，外用苦参汤、雄黄散熏洗的治法。此早于现代医学一千多年以上。且该书所提出用赤小豆当归散，可知狐惑病具有直肠下端脓疡。

中医各注家对此症有的认为是古有今无之病，亦有依局部病变，分割诊治：如《医宗金鉴》提出“狐惑”是“牙疳”、“下疳”等疮之古名。亦有认为本病是“病后余毒”等。近年来对本病的临床研究，有了进一步的认识，不仅古有此病，就是现代临床亦颇多见。它是一个独立的疾病。

余在多年临床实践中，认为本病是由于湿热蕴蒸所致，按照《金匮要略》治疗狐惑病的方法治疗口、眼、生殖器综合征，用解毒清湿热之甘草泻心汤，收到了满意的效果。

例如郭某，女，36岁。口腔及外阴溃疡半年，在某院确诊为口、眼、生殖器综合征，曾用激素治疗，效果不好。据其脉证，诊为狐惑病。采用甘草泻心汤加味，方用：生甘草30克，党参18克，生姜6克，干姜3克，半夏12克，黄连6克，黄芩9克，大枣7枚（擘），生地30克，水煎服十二剂。另用生甘草12克，苦参12克，四剂煎水，外洗阴部。复诊时口腔及外阴溃疡已基本愈合。仍按前方再服十四剂，外洗方四剂，患者未再复诊。